歯で泣く人 笑う人

口と歯の悩みに
おこたえします

本田 里恵 著

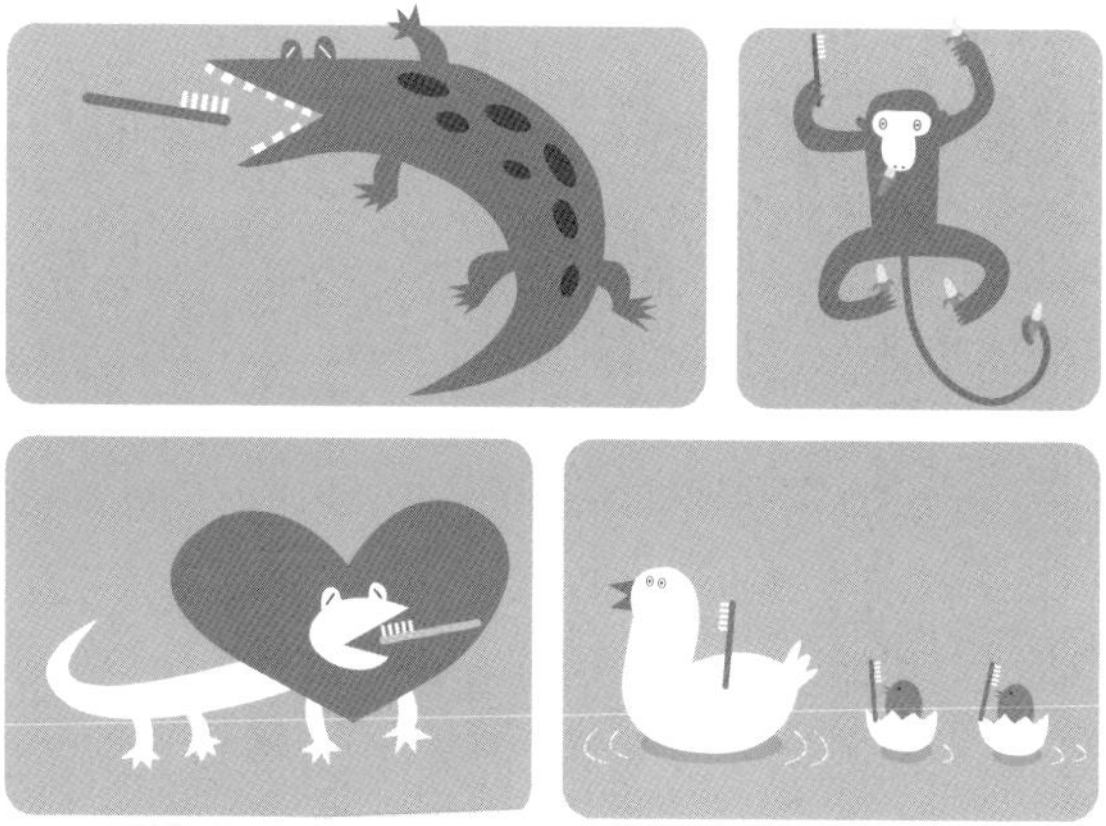

医歯薬出版株式会社

This book was originally published in Japanese
under the title of :

HADE NAKUHITO WARAUHITO KUCHI-TO HA-NO NAYAMI-NI OKOTAESHIMASU
(Some will Smile, Others will Cry for their Teeth— Some Advice for your Tooth Problems)

Author:
HONDA, Rie
Dental Hygienist (Free Lance)

ISHIYAKU PUBLISHERS, INC.
7-10 Honkomagome 1 chome, Bunkyo-ku,
Tokyo 113-8612, Japan

はじめに

歯科衛生士という職業は昭和二十三年、歯科疾患予防の専門家として誕生しました。この仕事は、人の口腔を一生涯ケアする仕事です。地域歯科保健事業として、マタニティー教室に通う妊産婦さんへの指導から、乳幼児健診、学校歯科保健の授業、住民検診、介護教室などさまざまな公衆衛生の場で相談や指導をします。介護を受けている方への訪問口腔ケアでは、亡くなる前日まで口腔ケアをさせていただくこともあります。

人生の最後まで、美味しく食べて、楽しく会話し、笑って過ごせる口を持ち続けられれば幸せだと思いませんか。そのためには歯や口腔の健康が欠かせません。けれども、ほとんどの日本人の方が毎日歯磨きをしているにもかかわらず虫歯や歯周病になり、歯科医院に通いながらも歯を失っているのが現実です。

しかし昨今、「歯を削ったり抜いたりの治療ではなく、積極的に歯を守る仕事をしたい」という思想の歯科医院が増えつつあります。ホームドクターとして定期検診をし、早期発見・早期治療をさらに前進させた、早期予防という考えを実践しているのです。そこでは必ず、歯科衛生士が

263-00303

患者さんの支援をしています。ブラッシング指導、フッ化物塗布、歯石除去はもちろん、食事をはじめ日常生活をアドヴァイスしているのです。生活習慣病として位置づけられる虫歯や歯周病が蔓延している現代社会では、生活全般の指導抜きでは予防や治療が成り立たないからです。今後、かかりつけの歯科医師と歯科衛生士をもち、健康な口腔状態を保つ、賢い患者さん（クライアント）が増えることを願っています。

この本は、四国新聞に連載した記事「イラストで見る介護の知恵」（二〇〇一年）と「笑って暮らす実践、歯、は、Ｈａ」（二〇〇二年）に加筆・修正を施したものです。内容は前もって決めていたものではなく、読者の方からの質問や意見に答える形で連載しました。お便りの多くが歯科医院に通院中の方々からのもので、患者さんと歯科医院とのコミュニケーションの難しさを痛感しました。どちらにとっても残念なことです。この本が、患者さんと歯科医院の架け橋になれば幸いです。

最後に、山下和彦さん（四国新聞社）、牧　潤さん（イラストレーター）、大矢貴之さん（香川県歯科技術専門学校技工科一年生）、医歯薬出版の皆様には大変お世話になりました。心より感謝申し上げます。

平成十七年一月

本田里恵

目　次

263－00303

②歯周病・虫歯・その他

③育児と子どもの歯と口

263-00303

④入れ歯・高齢者・介護

263-00303

① 歯や口について知っておいてほしいこと

1. 歯のお値段は？

28本で1億4千万円にも

生きている歯にお値段はつけられませんが、仮にお金に換算すると、きっとみなさんが驚く額になると思います。一生を通じてＱＯＬ（生活の質）に深くかかわっている歯は一本数百万円の価値があるといわれているからです。一本が五百万円だとすると二十八本でなんと一億四千万円。では、なぜ、そんなに高いのか、歯の役割を分析しながら考えてみましょう。

歯は食べものを噛（か）むためだけでなく、私たちの健康や生活に密接に関係しています。歯を悪くした方ほど、それをよく実感しているはずです。

健康への影響ですが、たとえば一万円の会席料理を歯のない口で食べるのと、千円の定食を元気な自分の歯で食べるのとでは、どちらがおいしいでしょうか。

もちろん、千円の定食ですよね。噛めなければ、どんな料理もおいしく味わえません。唾液の分泌量も減少し、胃に負担がかかるため、栄養の吸収も当然変わってきます。また、繊維質のものが食べられなくなり、便秘の原因にもなります。噛み合わせの悪さも、肩こりや頭痛、自律神経失調症など、万病の元になってしまいます。

歯のよしあしは精神力や運動能力にも大きく影響してきます。まず、歯が悪くなるとイライラし、集中力がなくなります。勉強や仕事どころではありません。その一例として、みなさん、次の実験に挑戦してみてください。

①目を閉じ、片足立ちをする。

②目を閉じ、口を開けたまま片足立ちをする。

いかがでしたか。口を開けると、バランスが悪くなることがわかりますよね。噛み合わせの悪さが、ものを持ち上げるとき力が入らなかったり、車のブレーキを踏むタイミングが遅れたりする原因にもなるのです。また、女性の寝たきりの原因の第一位は骨折。高齢者では特に要注意です。

歯がなければ、楽しい会話もままなりません。歯の働きは、まだまだありますが、上手につきあうかどうかはあなた次第。歯を失うことがないように、笑って暮らせる簡単なケアのヒントをこれから紹介していきます。

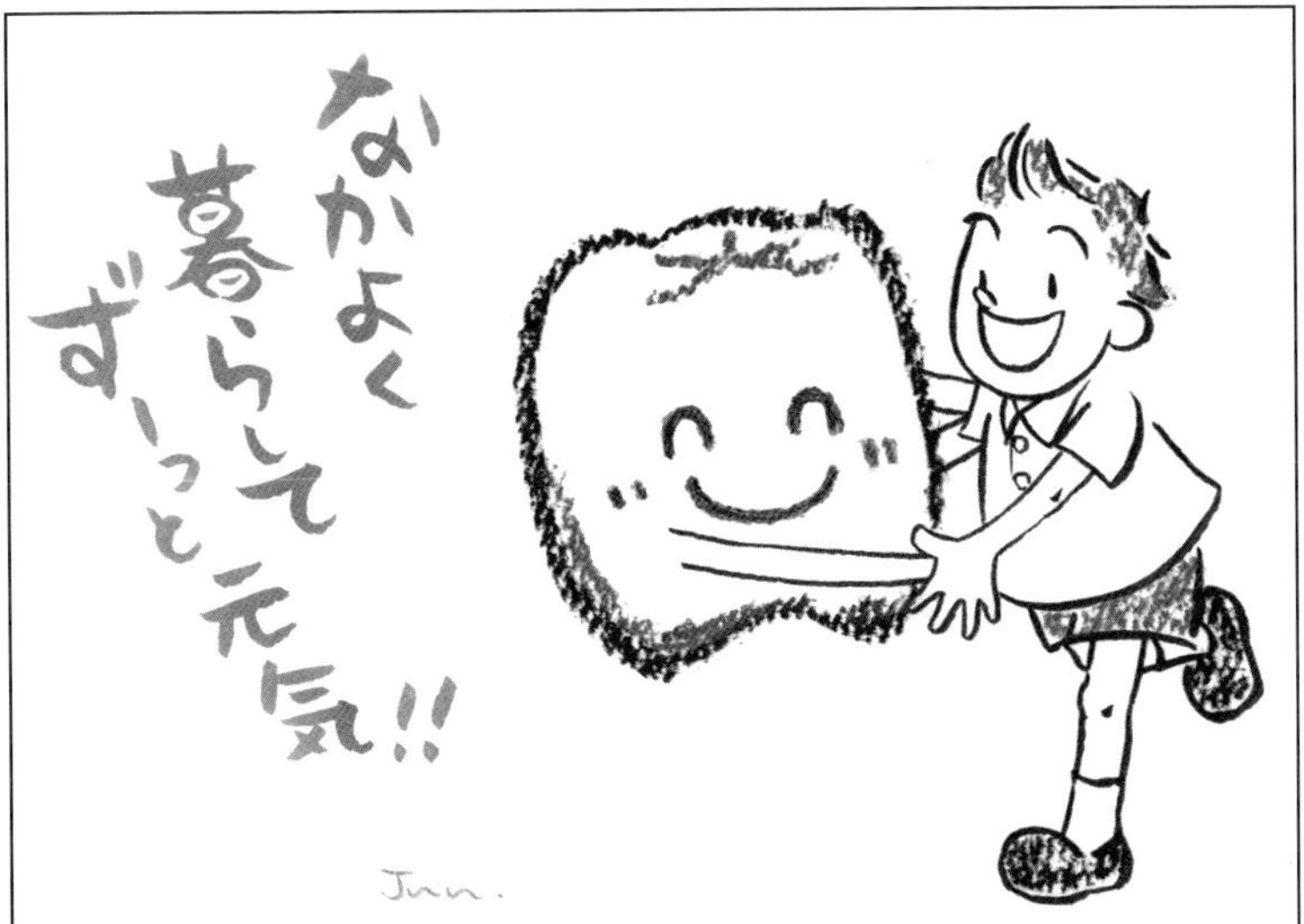

263-00303

2. なぜ歯を磨く？

水に溶けない難敵を退治する

「歯を磨く」。こんな当たり前の行為に対し、あらためて、「なぜ磨くのか」と聞かれたら、どう答えますか。

「ブラッシングとは、歯に付着した歯垢（しこう＝プラーク）を歯ブラシで取り除く行為」です。

プラークって何？「食べカス」「そんなもの食べた覚えがない」といった答えがでるかもしれませんが、実は口の中でつくられるものなのです。口の中の常在菌の一つ、ミュータンス菌が、糖分を分解し、粘着性のある水に溶けない物質をつくります。これに多くの菌が付着したのがプラークです。

虫歯は、プラークの中の酸をつくる菌が歯を脱灰させる（溶かす）ことででき、歯周病は歯周病菌が毒素を出して、歯ぐきを腫（は）らしたり、歯を支える骨を溶かしたりすることで起こるのです。プラークを長時間付着させたままにしておくと、唾液の中のカルシウムが沈着して歯石になり、これも歯周病にとって悪影響を及ぼします。

つまり、まず口の中のバイ菌がえさ（砂糖）を食べ、ネバネバしたウンチをする（歯クソという言葉をときどき耳にしますが実に科学的）。次にその中に住み着いた虫歯菌がえさを食べ、酸性のオシッコをする。それが歯を溶かし、穴を空けるのが虫歯です。

歯周病菌がえさを食べ、オナラの毒ガス攻撃で歯や歯ぐきを侵すのが歯周病。ウンチ（プラーク）を唾液の中のカルシウムでコンクリートのように固めたのが歯石です。

歯と歯の間、歯と歯ぐきの境目をそっとようじでなぞってみてください。白いものがついてきます。これが諸悪の根源、プラークです。水に溶けないのでうがいをしても取れません。ガーゼでふいても方々にこすりつけるだけ。

プラークは軟らかく、お風呂やながしの「ヌメリ」のようなものなので、磨くのに強い力は不要です。歯ブラシを鉛筆を持つように持ち、毛先を歯と歯ぐきの境目に当て、小さくコチョコチョと動かします。磨けたと思ったら、上下左右表裏、特に歯と歯ぐきの境目を舌でチェックしてみましょう。ザラザラしていれば、やり直しです。

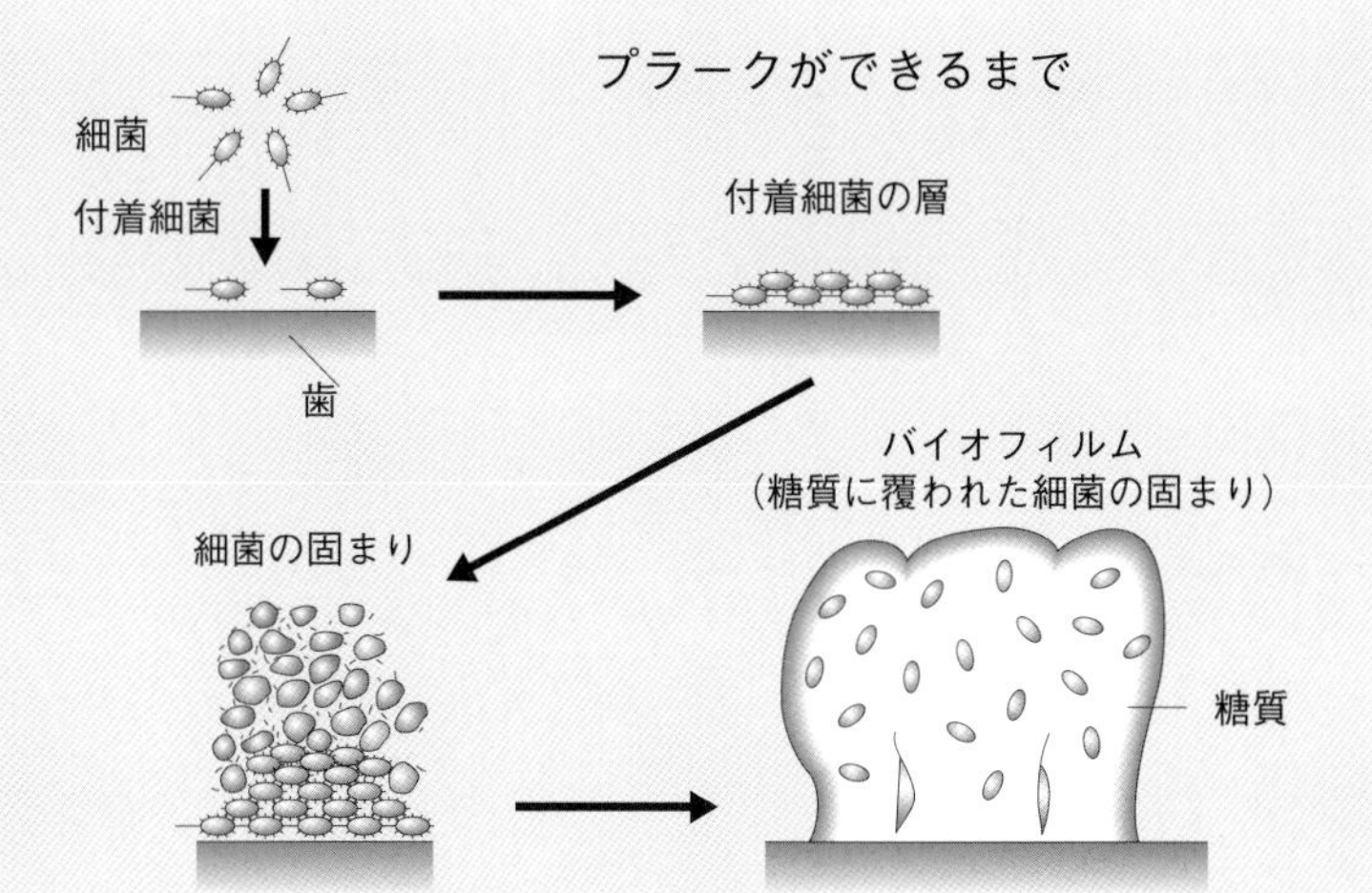

（Costerton, J. W., Stewart, P.S., Greenberg, E. P. :Bacterial Biofilms : A Common cause of persistent infections. Science, 284 (5418) : 1999. 改変）

3. ブラッシングの時間

1日1回，5分以上の時間をかけて

歯を磨く。それは虫歯の原因となるプラーク（歯垢＝ミュータンス菌が糖分を分解してつくる粘着性の物質）を歯ブラシで取り除くことです。奥歯の溝、歯と歯の間、歯と歯ぐきの境目をていねいに磨き、プラークを残さないことが虫歯や歯周病の予防になります。

では、いつ、どのくらいの時間をかけて磨けばよい？

みなさんは一回のブラッシングにどのくらい時間をかけていますか。日本人の朝のブラッシングの平均時間は三十秒だそうです。短い方は十秒。これではただの儀式、プラークは取れません。「三分間磨きましょう」というのをよく聞くと思いますが、これは歯並びがよく、歯ぐきも健康で、よい歯ブラシで上手に磨いたときの話です。理想は一日三回、毎食後。そしてそのうちの一回は五分以上かけてていねいに磨くこと。歯周病の気になる方は十分間以上磨くことが必要です。三分や五分ならできると思った方は、一度、時計を見ながらブラッシングしてみてください。三分って案外長いものです。三分はカラオケ一曲分くらいなので、好きな歌を口ずさみながらでも結構。かわいい砂時計を利用するのも楽しい工夫です。

磨くコツはまず、歯ブラシを「鉛筆持ち」にし、わきをしめ、一本ずつの歯を小刻みな動きで磨くこと。歯磨剤は、使うと汚れが落ちていなくてもさわやかな感じになり、磨けていないのに磨けた気になってしまいます。使うのならツルツル感を舌でチェックしたあと最後にほんの少しだけ。

数日だけなら、時間をかけて歯を磨くこともそう難しいことではありません。それを「習慣」にするのは大変です。一日の生活を振り返り、十分間くらい磨ける時間と場所がないか、考えてみてください。

いつも洗面所では長続きしません。おふろとか、テレビを見ながら、新聞を読みながらなど。歯磨剤を使わなければ、どこでも磨けます。知り合いのトラックの運転手さんは、車に歯ブラシを一本備えておいて、渋滞したときや睡魔に襲われたときに磨くのだそうです。ご自分のライフスタイルに合わせて磨く時間をつくりましょう。

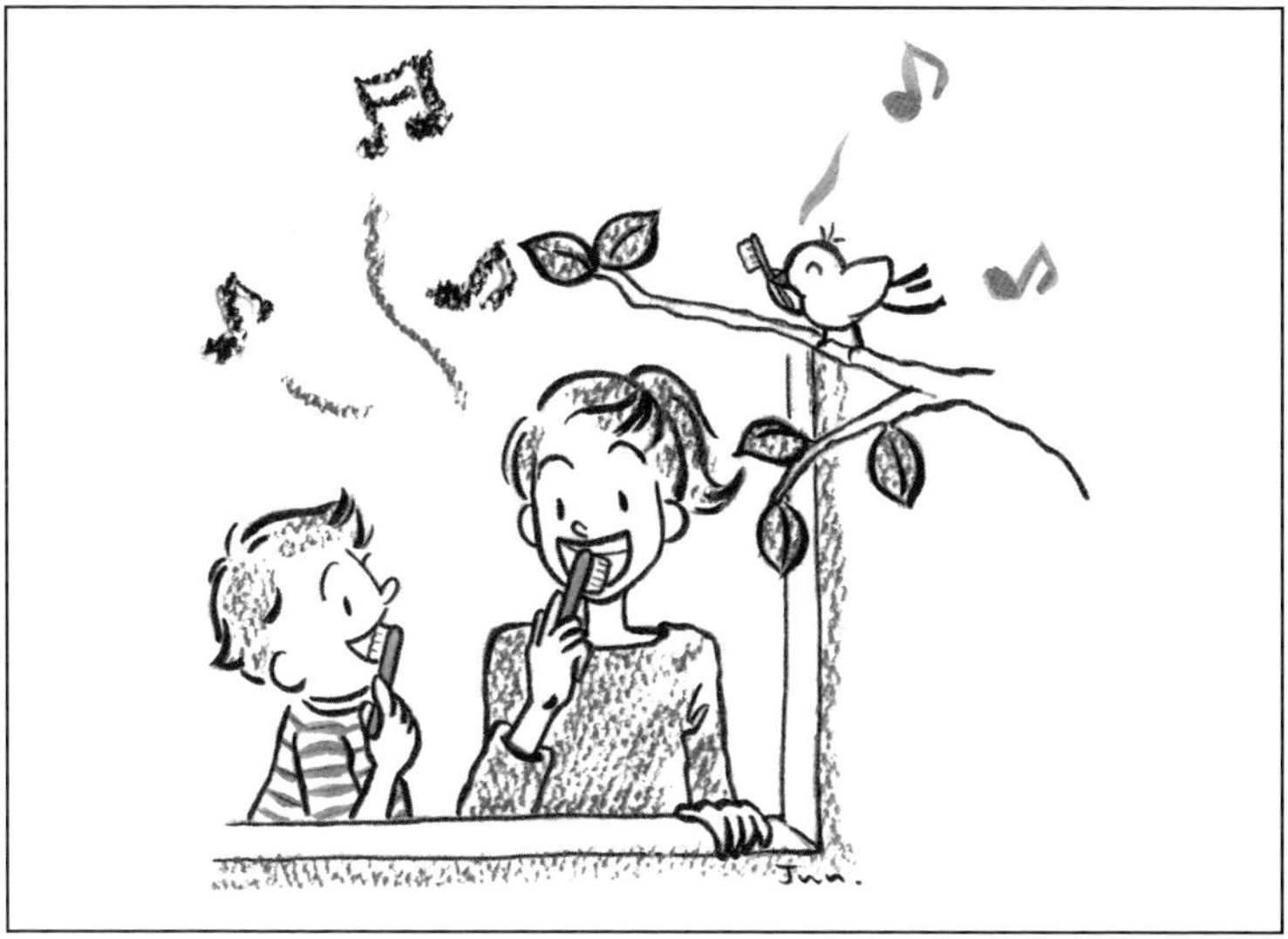

263－00303

4. 歯ブラシ

毛先が開いたら早めに交換

「虫歯や歯周病にならないためのアドバイスを何か一つ」と聞かれれば、歯ブラシの毛先が開いたら新しいものと取り替える習慣をつけること」と答えることにしています。

年末の大掃除を思い出してください。開いたタワシでは、風呂の隅は洗えないし、先の曲がったほうきでは部屋のすみずみまできれいにはけません。新しいタワシとほうきの汚れ落ちのよさは格別です。虫歯や歯周病の原因は、特に歯と歯ぐきの境目、歯と歯の間のプラーク（歯垢）です。ここも毛先の開いた歯ブラシでは、きれいに汚れを落とせません。

「毛先が開けば……」といっても、感じ方には当然、個人差があります。一つの目安は、歯ブラシを裏から見て毛がはみ出しているかどうかです。少しでもはみ出しているようであれば、交換しましょう。「まだまだ使える」「もったいない」と感じる方も多いでしょうが、古い歯ブラシは台所やトイレ掃除に再利用することにしましょう。高齢者の方が、足の指の間を洗うのにも便利といっておられました。

新しく買うときには、小さめの歯ブラシを選ぶことをお勧めします。大人用としては、小学六年生用が目安です。

なぜなら、私たちの歯は六年生のときから少しも大きくなっていないからです。ただし、毛の長さや堅さは、歯ぐきの状態によって選択することが必要です。かかりつけの歯科医院で選んでもらうのが最良です。

毛の材質は、動物製のものより、ナイロン製のものがお勧め。柄の形は真っすぐなものが使いやすいようです。磨く部位によって二〜三本を使い分けている方は、このかぎりではありません。

「アッ！毛が開いている。買い替えなくちゃ」と思うのは、歯を磨くときだけ。毛が開いた歯ブラシでも、とりあえずは磨けますから、買いものに行ったときには、案外忘れてしまいがちです。

歯ブラシも、トイレットペーパーのようにまとめ買いしましょう。どのくらいが目安かというと、ブラッシングの回数、磨く時間、磨く強さによって使用本数は変わってきますが、一カ月に最低一本は必要だといわれています。

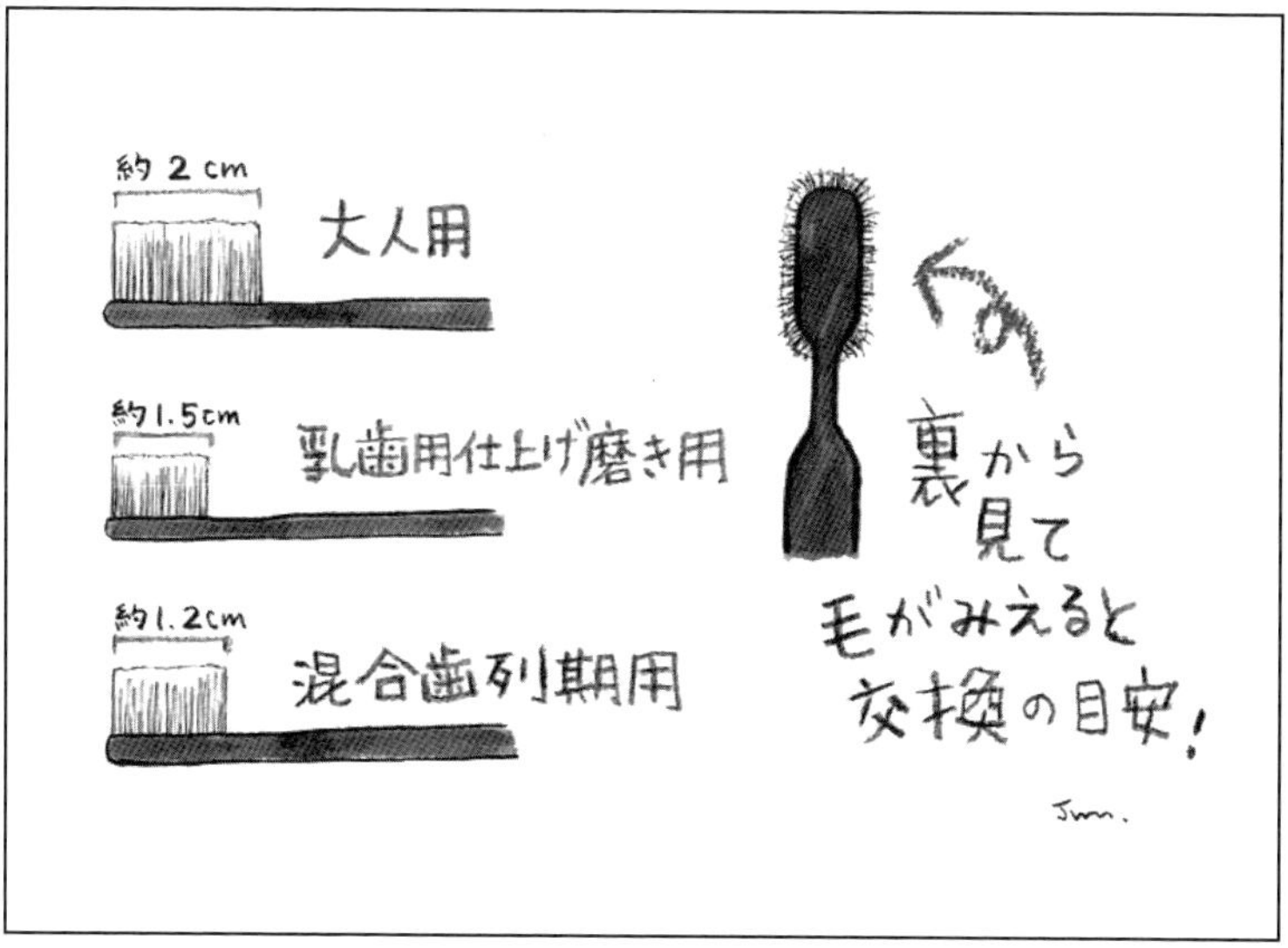

263-00303

5．歯磨剤

効果を見極めて選ぼう

「歯磨剤は、どのようなものを選べばよいのでしょうか」

こんな質問がたくさん寄せられます。

まず、お話ししておきたいのは歯磨きの主役は歯ブラシであることです。歯磨剤は補助的なもので、使わなくても差し支えありません。

湯飲みを洗剤とスポンジだけで洗っていると、だんだん茶渋がついて薄汚れてきます。この汚れを取るためには、研磨剤の入った洗剤を使うと思います。

同様に、歯も歯ブラシだけで磨いていると、やがて茶渋、ワインの色素、食べもののアクなどが沈着してくることがあります。これを取り除くのが歯磨剤に含まれる研磨剤です。これらの色素沈着は、歯科疾患の原因にはなりません。

歯磨剤には、虫歯予防効果があるフッ化物入りのものや歯周疾患の薬用効果があるものもあります。しかし、これらの薬効は、あくまでプラークが除去できてこその効果です。

また、ほとんどの歯磨剤には、ミントなど口の中をさわやかにする香味料が入っています。この香味料は、プラークが落ちなくても磨けたような気分にさせてくれるため、歯磨剤の使用を制限している歯医者さんもおられます。

　理想的なブラッシングは、まず歯ブラシだけでしっかりプラークを落としたあと、歯磨剤をほんの少し（小豆粒大）だけつけて二度磨きすることをお勧めします。

　電動歯ブラシを使っている方はストローク回数が多いので、歯磨剤をつけすぎると研磨効果が増し、歯がすり減ってしまいます。低研磨剤や研磨剤の入っていないものを選べば安心です。

　取り外し式の入れ歯を磨くときは、すり減ると適合が悪くなりますので、歯磨剤は避け、入れ歯洗浄剤を使いましょう。

　たばこのヤニが気になる方は、まず、ヤニのつきやすい下の前歯の裏側から磨くと効果的です。

　最近、よく店頭で見かける洗口剤も、本来、プラークを除去するのが目的ではありません。歯磨剤や洗口剤の使用が、かえってブラッシング効果を落とすこともあるので気をつけたいものです。

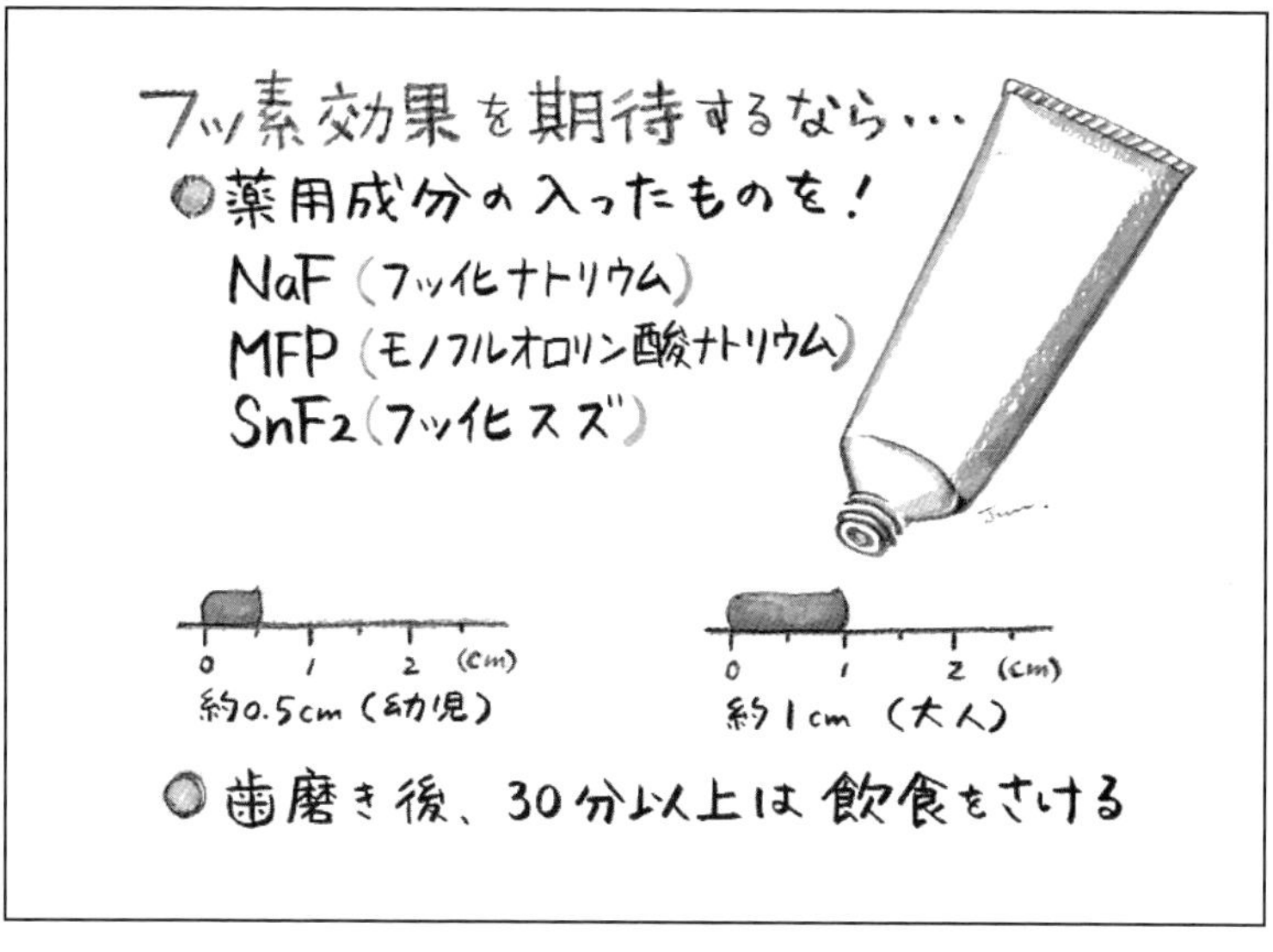

6. 糸ようじを上手に

汚れを引っかく要領で

歯と歯の間は、プラークや食べものかすがたまりやすいので、歯肉炎や虫歯になりやすいところです。今回はこの部分の清掃に最適な糸ようじ（デンタルフロス）についてです。

糸ようじを使うと、歯と歯の間に隙間ができるのではと心配される方がいますが、決してそんなことはありません。糸ようじには糸状のものと糸のこやY字をしているものがあり、歯科医院やスーパー、薬局などで購入できます。

使い方は、まず歯の隙間に糸ようじを前後させながら入れ、左右の歯それぞれに巻きつけるように上下、前後に動かし、汚れを取り出すのです。

慣れないと、隙間に入れるのに戸惑いますが、鏡を見ながら前歯から練習してください。特に糸状になっているものは、最初は保健センターなどの歯科衛生士さんや歯科医院で指導を受けることをお勧めします。

汚れがたまって歯肉炎になっているところは、使いはじめに出血することがありますが、歯肉炎の改善とともに止まります。

糸ようじを上手に使いこなせるようになると、何か引っ掛

263－00303

かったような感触がわかるようになります。それは、歯と歯の間の虫歯や歯石であることが多いので、歯科医院へ行きましょう。

歯科医院で歯と歯の間に詰めものやかぶせものをしたとき、チェックしてみてください。治療のよしあしがわかるようになります。

きちんと糸ようじが通せなかったり糸が切れるようなら、プラークがたまりやすくなります。また、糸ようじを通した感触が緩すぎると食べものが詰まりやすくなり、よい治療とはいえません。

映画「プリティ・ウーマン」をご存じでしょうか。主演男優のリチャード・ギアがイチゴの種を糸ようじできれいに取っている娼婦を見て、彼女の知性を見抜きます。やがて二人は結ばれるわけですが、この恋のきっかけになったのが糸ようじだったのです。いい男といい女は、糸ようじ（デンタルフロス）の価値をちゃんと知っています。みなさんも仲間入りしませんか。

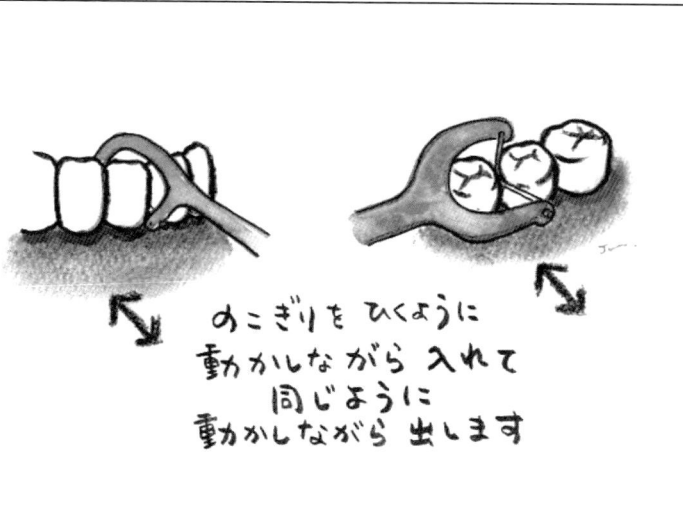

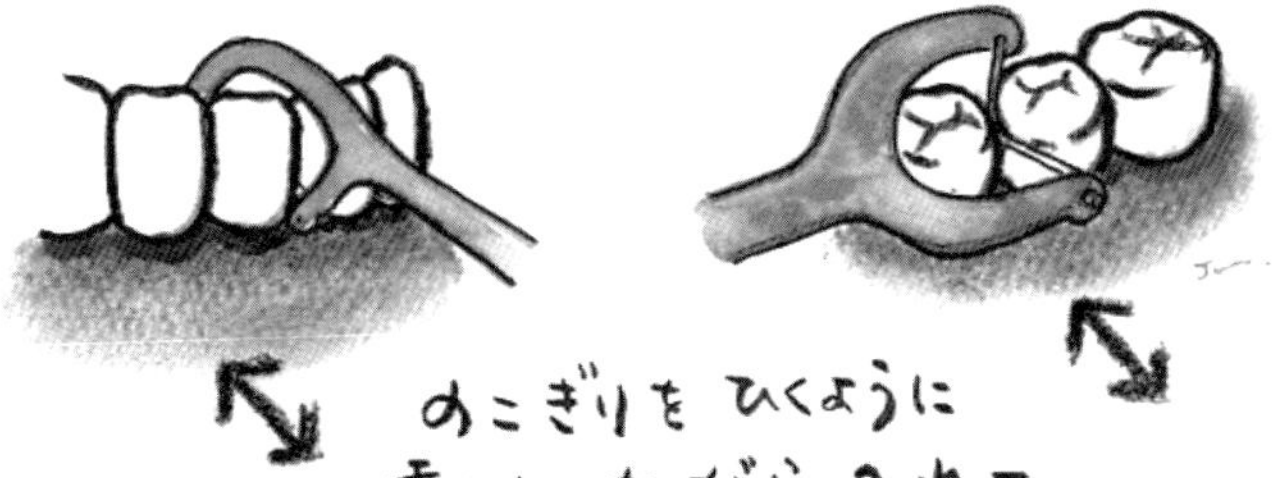
動かしながら 入れて
同じように
動かしながら 出します

263-00303

7. 歯間ブラシ

根元の隙間清掃に有効

歯周疾患などで、歯の根元に隙間ができた方はいらっしゃいませんか?

そんな方には、歯ブラシといっしょに歯間ブラシのご使用をお勧めします。歯間ブラシは、つまようじの先に一〜二センチの幅で細い毛を巻きつけたようなもので、歯科医院や大きなスーパー、薬局などで購入できます。

歯間ブラシは糸ようじ(デンタルフロス)と違って、いろいろなサイズがあります。細すぎると清掃効果が落ちますし、太いと通らなかったり、無理して通すと歯ぐきを傷つけてしまうこともあります。はじめて使われる方は、それぞれの隙間に合ったものを歯科医院で選んでもらいましょう。

使い方はとても簡単ですが、慣れるまでは鏡で確認しながら使いましょう。

歯ぐきを傷つけないようゆっくり斜めに挿入しましょう。入れる場所に応じ、ブラシの首の部分を磨きやすい角度に曲げるのもよいですね。きつい場合は無理に差し込まず、細いものに替えてください。ブラシを水平にし、前後に四〜五回やさしく動かして使いましょう。はじめての場合は一〜二回から徐々に回数を増やしましょう。裏からも同じように通して清掃しましょう。使い終わったら、きれいに水洗いし乾燥させましょう。

歯を一～二本抜いたとき、取り外し式入れ歯ではなく、両端の歯を利用してブリッジでつなぐ方法があります。その歯をポンティック（ダミー）といいます。歯ブラシでは届きにくいポンティック（人工歯）の内側の清掃も、歯間ブラシが有効です。

歯間ブラシを使い始めると、歯ぐきに歯肉炎などの炎症がある場合、出血することがあります。この出血は一～二週間で少なくなりますから、痛みがなければ安心してお使いください。

ただし、歯周病で溶けた骨が再生し始めたときに使うと、歯ぐきの回復を妨げることがあります。歯科医院の定期検診で指示を受けましょう。

歯間ブラシは、非常に便利な道具です。いつも使っているみなさんは「独特のそう快感があって手放せない」とおっしゃいます。

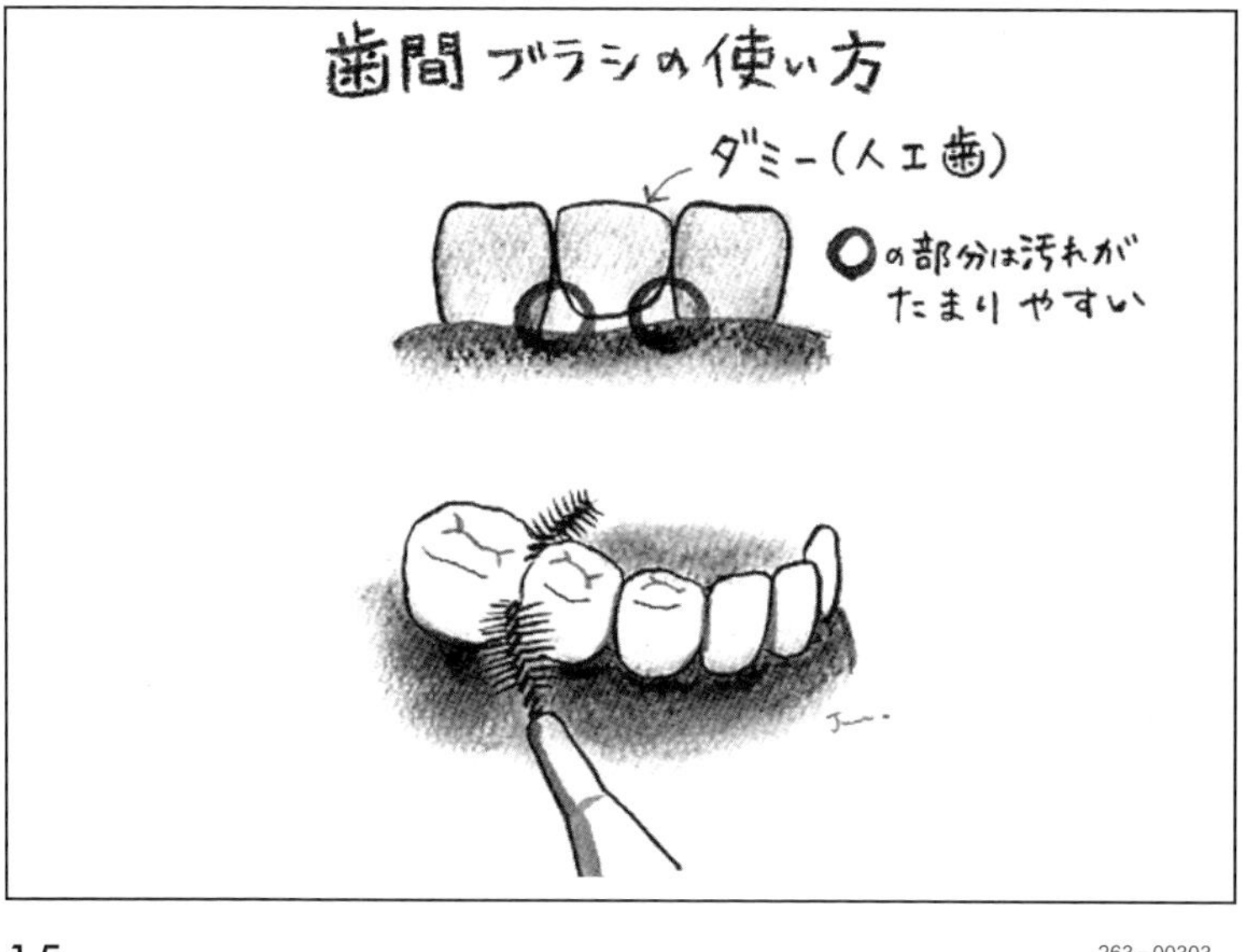

263-00303

8. 電動歯ブラシの使い方

軽く当て、毛先を確実に歯面に届かせる

「通信販売で電動歯ブラシと水流式口腔内洗浄機（ウォーターピック）を買って使っているのですが、効果が感じられません」という質問がありました。

歯ブラシは「ほうき」で電動歯ブラシは「掃除機」と考えてください。目的は歯についたプラークの除去ですから、きれいになるのであれば、どちらを使ってもよいのです。掃除機は早くきれいに清掃できますが、ほうきには、ほうきならではのよさがあります。

電動歯ブラシと一口にいっても、価格は百円から二万円、毛の形や動きもさまざま。その特徴を生かした使い方をしなければ、宝の持ち腐れです。使い方に疑問があるときや新しく購入する場合には、歯科医院でアドバイスを受けることをお勧めします。

電動歯ブラシは、手を小刻みに動かす必要がなく、毛先を歯の表面に軽く当てるだけで磨けるので便利です。歯の外側、内側の面には四十五度から九十度の角度で歯と歯ぐきの境目に確実に毛が当たるように、噛み合わせ面には九十度で当て、一本ずつていねいに磨きます。

しかし、毛先を強く当てすぎることにより歯ぐきを痛めたり、歯磨剤の使いすぎで歯がすり減るなど、使用には手動歯ブラシとは違った配慮が必要です。電動歯ブラシでも、毛先が開けば早めの交換が必要です。機種によっては予備毛先が入手しづらい場合もあり、本体購入時にまとめて購入しておくとよいでしょう。

ウォータービックの使用説明書に「歯と歯ぐきの間の食べもののカスや雑菌をたたくような水圧で押し流す一方、水流で歯ぐきをマッサージすることで血液循環をよくし、虫歯や歯周病、口臭の予防にも役立つ」とあります。実際に使ってみたところ、歯と歯ぐきの境に当たる水流が気持よく、マッサージされている感じがしました。しかし、虫歯や歯周病、口臭の原因であるプラークの除去効果を調べる実験では、効果はほとんどありませんでした。この機器は、しっかりブラッシングしたあと補助的なものと考えて使うべきでしょう。

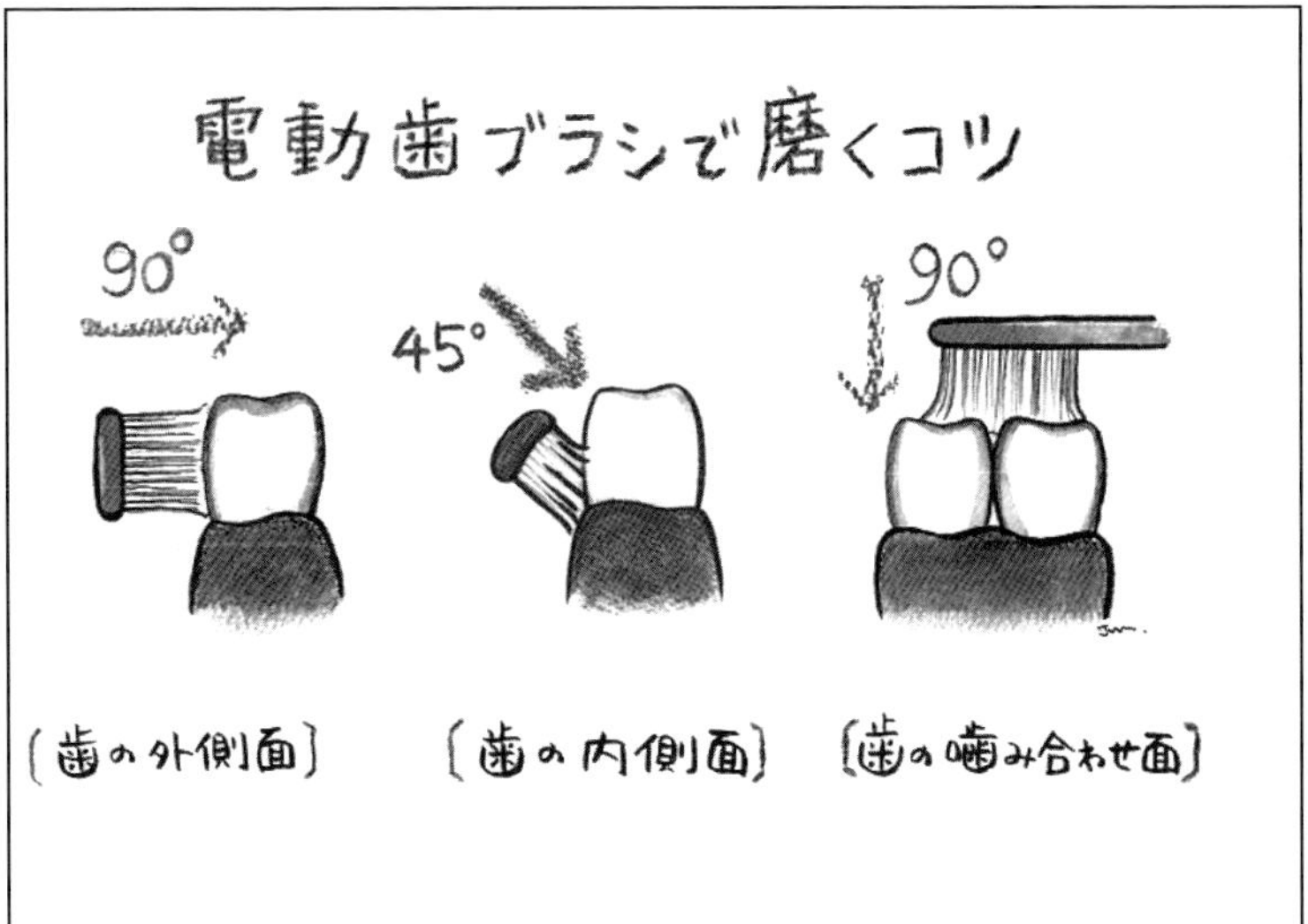

263-00303

9. な・き・た・い・わ

普段から検診を怠りなく

な＝長い、き＝嫌い、た＝高い、い＝痛い、わ＝わからない……。この「なきたいわ」は、歯科医院を受診する患者さんの気持だそうです。ずいぶん嫌われたものだと寂しい気持になりますが、歯科衛生士の私とて、歯医者さんの待合室で座って待っているときは、やはり落ち着きません。

このような気持を抱いているから、来院が遅れ、症状が進み、治療が長引く患者さんが多いのです。

今回は私が患者さんと歯医者さんの間にある、深くて暗い川の渡し船役をしようと思います。

まず「長い？」。虫歯も歯周疾患も、早期に治療すればすぐ治ります。虫歯の治療は小さければ一本約二十〜三十分、歯石も少なければ短時間で取り終わります。

「高い？」。これも、早期だと当然安い。また、前歯は保険が効かないなどといわれますが、そんなことはありません。材料や治療方法によって例外もありますが、ほとんどの治療に保険は効きます。

「痛い？」。音と特異なにおいが痛みを連想させるのは事実ですが、最近は麻酔をして治療するので痛みはほとんどありません。しかし、麻酔をするときは少し痛むことがあります。これを和らげる方法があるのでご紹介しましょう。

麻酔をする側の親指と人差し指の間にある「合谷（ごうこく）」というツボを、反対の親指と人差し指でしっかりつかみます。息をしっかり吸い込んでおき、麻酔が始まると同時にゆっくり息を吐きます。タイミングが合うよう、待合室で何度か練習しておけば効果的です。また、普段から子どもに「歯医者さんは恐ろしいところ」とおどかしたりしていると、痛みが増しますのでご注意を。

「わからない？」。わからないことがあれば、なんでも質問しましょう。不安をしまい込むと、不信や誤解を招きます。先生に質問しづらいときは歯科衛生士におたずねください。歯科相談のプロです。

「嫌い？」。これで少しは、嫌われる原因が少なくなったでしょうか。予防のために定期的に来院される方々は、歯医者さんが大好きなはずです。

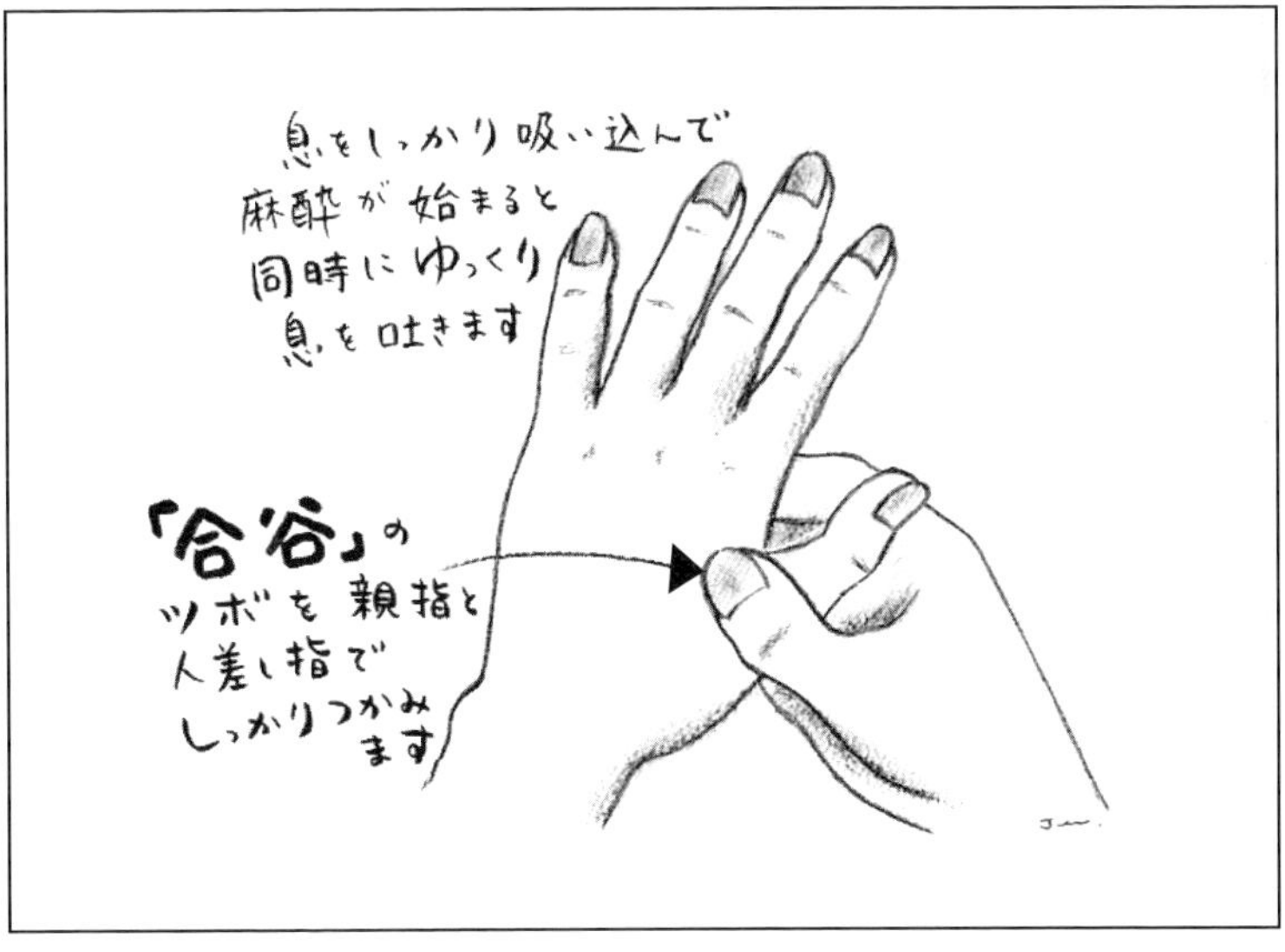
息をしっかり吸い込んで
麻酔が始まると
同時にゆっくり
息を吐きます
「合谷」の
ツボを親指と
人差し指で
しっかりつかみ
ます

263-00303

10．唾液の効力

発がん性物質を撃退

唾液はあまりにも身近なものなので、その働きを考えたことがないかもしれませんが、実は身体にとってとても大切な役割をしているのです。唾液が少なくなると、口が乾いて話しづらくなり、虫歯や歯周疾患、口内炎にかかりやすくなります。口臭が気になる、食事がまずくなる、入れ歯を使っている方は、粘膜が傷つき痛くて嚙めなくなるといった障害も出ます。唾液には消化酵素が含まれていることは広く知られていますが、一日の分泌量はペットボトル約一本分、一～一・五リットル！

二番目は、がんの予防効果です。がんの原因は、環境やストレス、体質などさまざまな要因が考えられますが、原因の七割は食事と喫煙にあるといわれています。発がん物質はさまざまな食品に含まれていますから、全く口にしないことは不可能です。しかし、同志社大学の西岡　一教授の研究で、唾液ががんを抑えることがわかってきました。発がん性物質を三十秒間、唾液に浸したところ、ほとんど発がん性が消えたそうですから、私たちも三十秒間しっかり嚙めば、それががん予防になるわけです（イラスト参照）。

三番目は、老化を防ぐ作用です。唾液にはパロチンという唾液腺ホルモンが含まれ、皮膚、骨、筋肉、眼、歯、血管などの老年性変化にかかわっています。唾液の分泌が減ると、これらの組織が老化するのです。

十九世紀中ごろの話。米国の商人フレッチャー氏は、大食のうえ大酒飲みで、四十歳のころ身長一六八センチ、体重九十キロ。体力は衰え、髪も白髪。どんな健康法も全く効果がなかったのですが、エール大学の生理学者チッテンデン教授の健康法を実践したところ、五カ月後には体重七十キロ、一五十センチあったウエストは九四センチになり、同時に体力も回復し、心身とも二十歳若返った気分に！　その体験から、その後彼が唱えた健康法は、本当の食欲を待つ、体が本当に要求するものを食べる、食物をドロドロになるまで噛むということでした。噛めば、唾液も分泌されます。おいしく食べて、皆さんも若返りましょう。

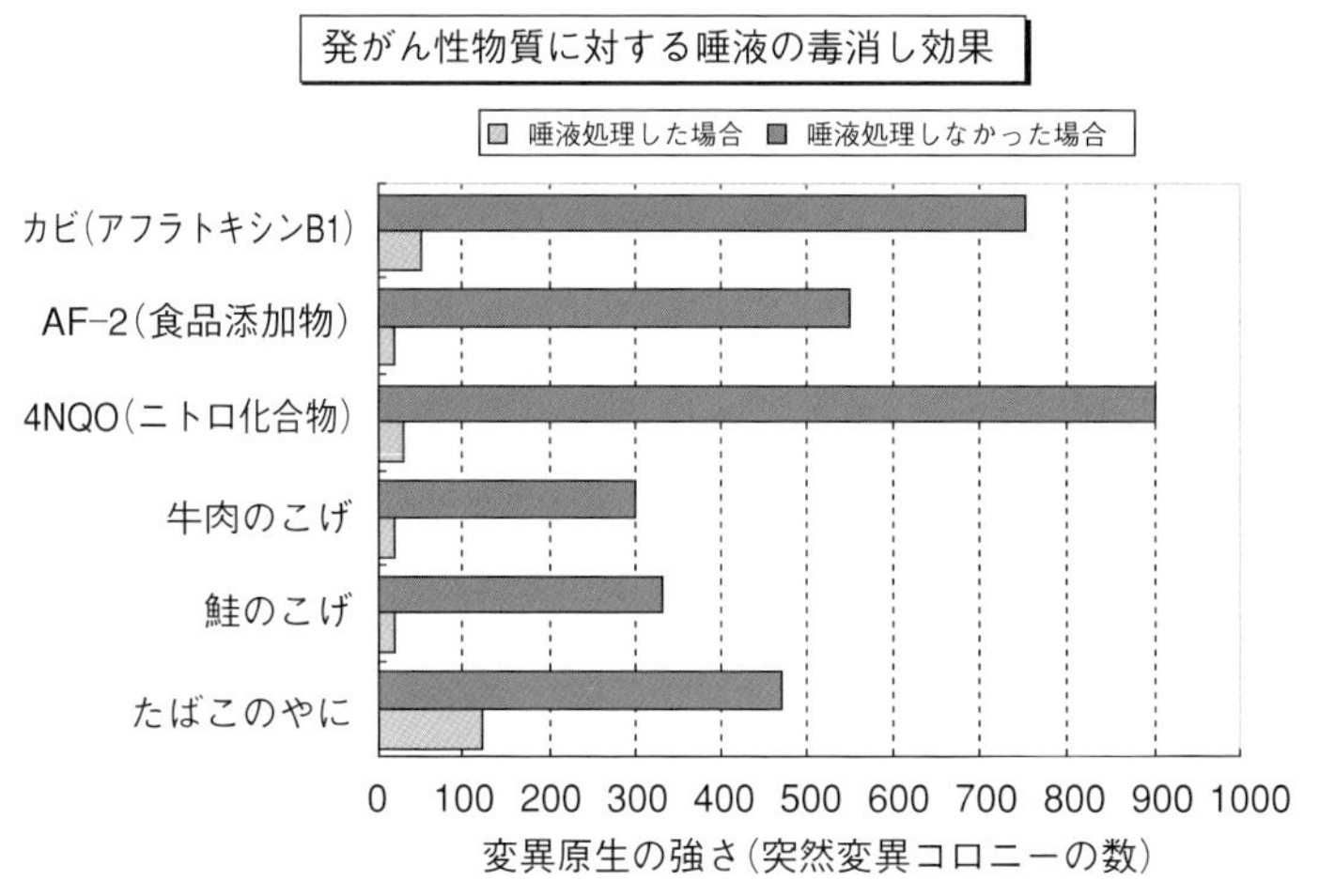

(西岡　一：あなたの食卓の危険度．農文協，1985．改変)

263-00303

11．噛むことの重要性

生き生きと脳を活性化

口の健康がそこなわれると、食欲不振や精神不安を招き体調不良になります。「目は心の窓、口は健康の窓」といわれる所以です。また、口への刺激は脳の働きと綿密な関係にあり、ボケ防止の効果もあります。

図の右半分は、体の部分の動きと大脳の働きを示したもの。左半分は、皮膚感覚を司さどる神経の数の多い少ないを示したものです。脳への影響力は手、そして頭（特に口）、続いて足の順です。昔、お年寄りが手にクルミを二個ずつ持ち動かしていたのは、手を使うことが脳を刺激し、頭を生き生きとさせることを知っていたからだと思います。

口を使うことには、食べる、話す、歌う、笑う、ブラッシングするなどがありますが、食べることで脳の三分の二が働くといわれています。食べるという行為は、目で見て、匂いを嗅ぎ、唇で取り込み、歯で噛み、唾液が分泌され、舌で味わい、噛む音まで楽しみます。これらの行為で顔全体の筋肉が動き、脳への血行がよくなるのです。顎を動かす筋肉は胸までつながっており、飲み込むときには足の裏まで力が入ります。噛む刺激で胃や全身の細胞が目覚め、心も生き生き！

毎朝ご飯を食べ、歯を磨くことは、単に栄養補給というだけでなく、頭を目覚めさせ、意欲的な活動を始めるために重要なことなのです。

介護の現場において、飲み込む力が衰えた方に食べさせることは、特殊な技術や訓練が必要です。どうしても必要な場合もありますが、鼻からチューブを通し栄養ドリンクなどを流し込む方法が安易に行われている場合が見受けられます。しかしこれでは、大脳への刺激が少なくなります。

要介護者が口から食べられるようになると、顔が生き生きし、目も輝やいてきます。噛んで食事をする大切さがよくわかります。介護での口腔ケアは、ただ清潔にするという目的だけでなく、脳を刺激させるという役目も果たしています。食事の前に行う口腔ケアは、唾液分泌や胃液分泌を促し、吸収力をアップさせているのです。

口を健康に保ち、おいしく食べる。これが一番のボケ防止といえそうです。

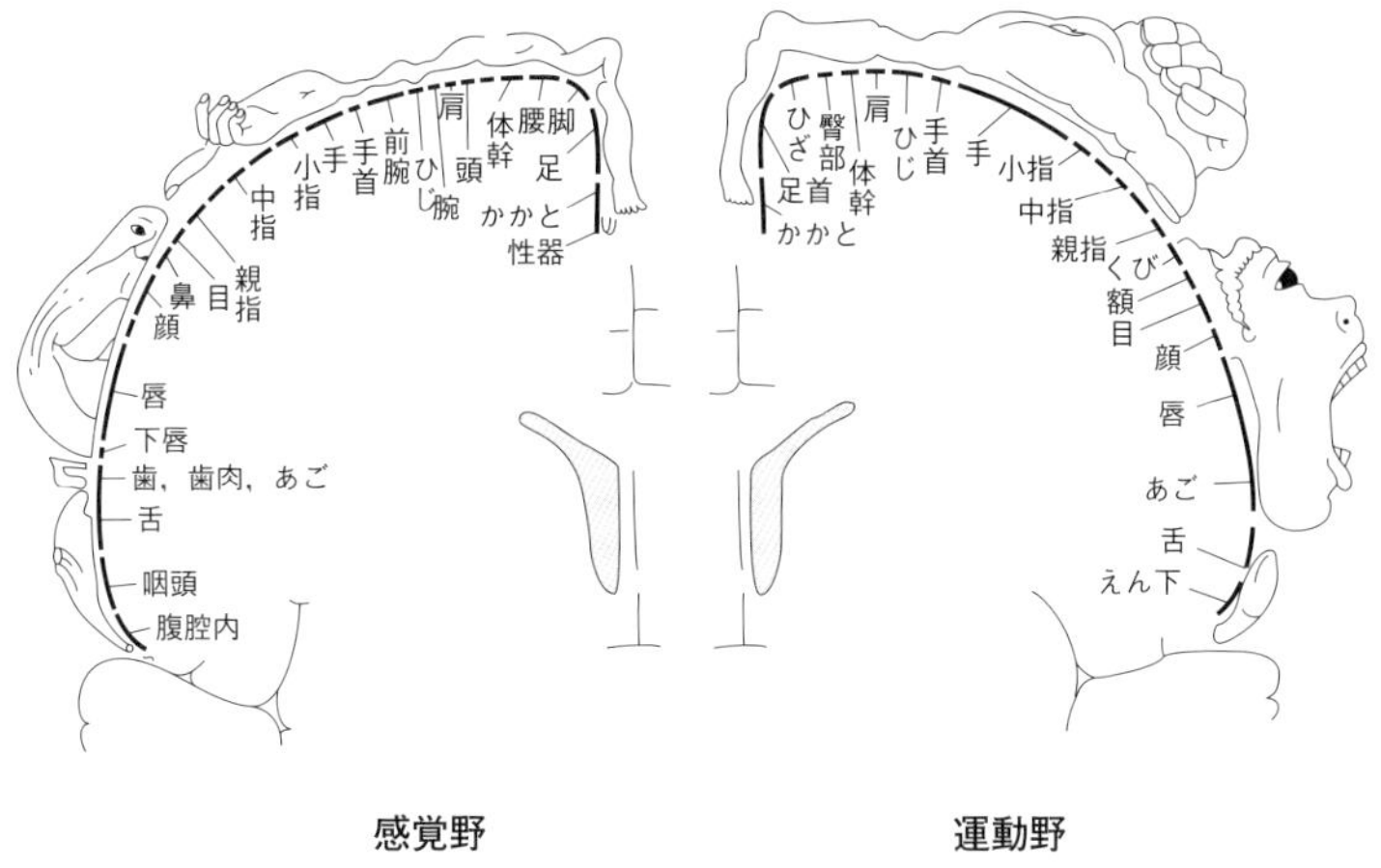

(Penfield, W. et al., 1950)

263－00303

12．真の豊かさとは

口の健康が保ててこそ

モンゴル、ブータンなどアジアの国々に行き、そこに住む方たちの生活と口の中を見る機会に恵まれました。そこには、日本人が失ってしまった自然と共存している方々の姿がありました。写真は、二年前、ブータンで出会った女の子です。自分の歯ブラシを持っていませんが、虫歯はなく歯ぐきはたいへん健康で顎もしっかりしていて、歯並びもきれいでした。

ブータンはヒマラヤ山脈の南東麓を占める王国で、米、小麦の栽培やヤギを飼育する自給自足農業の国。自国の文化を大切にするという国王の方針から、外出時には民族衣装を着るという法律まであるほどです。食事はご飯と野菜中心のおかずに乾燥保存させた肉や魚、チーズです。子どもが食べていたチーズは飴のように硬いもの。飲みものはミルクティーにバターを入れたバター茶。この伝統的な食生活が、ブラッシングをしなくても健康な口腔を保つ原因だと思いました。

モンゴルに行ったときにもブータンと同じ印象を受けました。遊牧民族ですから羊を中心とした肉食で、馬のミルクからつくる馬乳酒を飲んでいました。野菜は食べませんが、羊を血液ごと食べるので、ビタミン不足にはなりません。硬い肉をしっかり嚙んで食べており、ブラッシングをしていなくても、きれいな歯をしていました。

しかし最近、モンゴルに行った歯医者さんから、近代化された生活をするようになったモンゴル人には、虫歯や歯周疾患が増えているという報告がありました。口を汚す菓子やパンを食べるようになった食生活の変化がその原因なのです。けれども歯ブラシは高級品で簡単には買えません。歯科医院が少なく、歯一本の治療費は給料の三カ月分に当たるそうです。食生活の変化に、医療やブラッシングなどのケアが追いつかない状態なのです。

日本の歯科事情はモンゴルと比べようもないほどよいのに、口の中は健康とはいえません。日本もまだまだ、歯科疾患に対するケアが遅れているのです。

日本は本当に豊かな国といえるのでしょうか。旅を通して、口の健康が保たれるような生活こそが真の豊かさではないかと感じました。

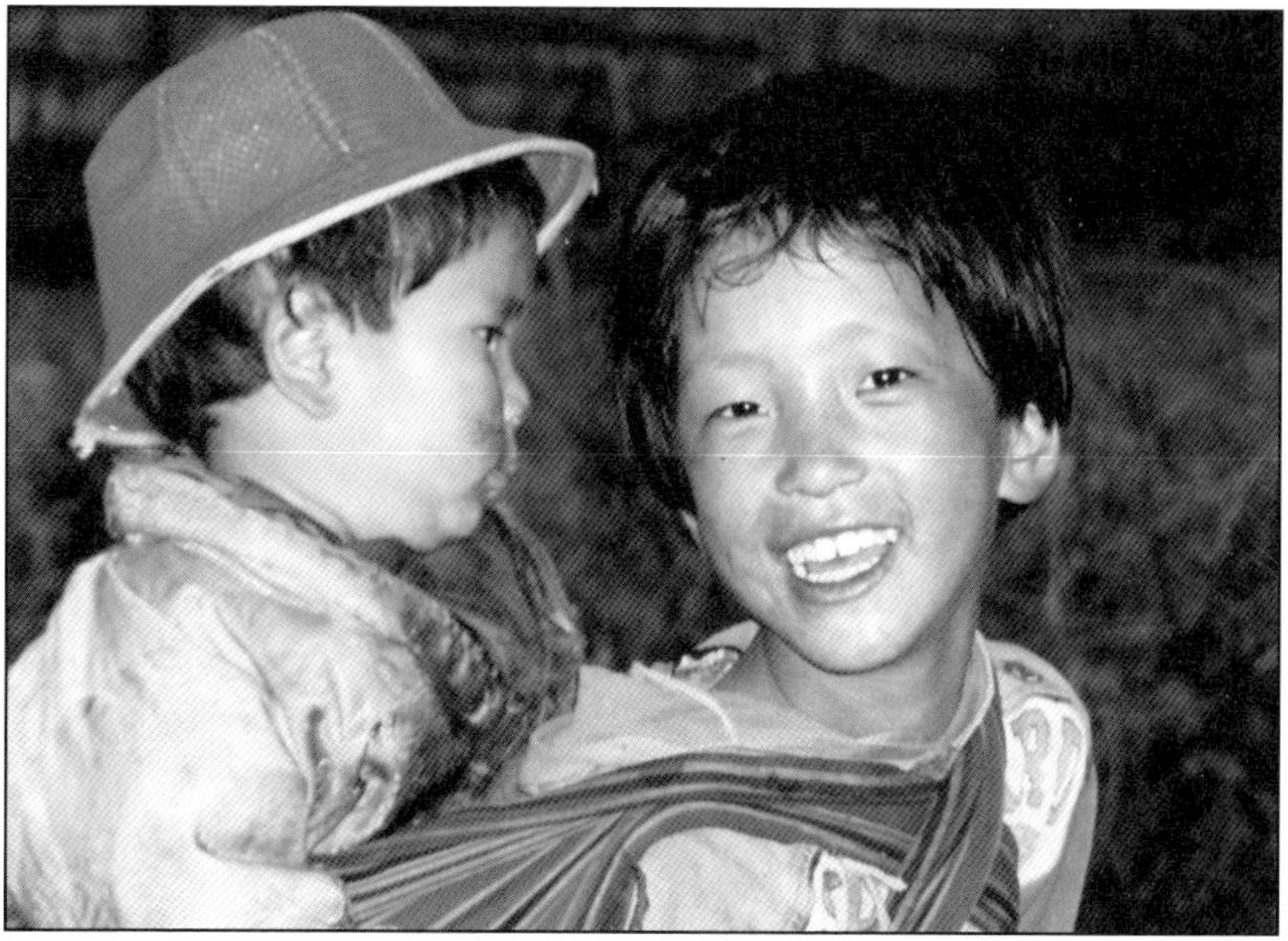

13．健康な歯でいるために

かかりつけの歯科医院をもとう

いろいろな方々と接するなかで，最近，歯の治療や予防に関心が高いこと，しかしながら，歯科医院はずいぶんと敷居が高い所だと思われているのだと感じています。そこで歯科医院をもっと身近な所として気軽におつきあいいただくために「かかりつけ歯科医院」についてお伝えします。

歯科医院に，歯が痛いときや調子が悪いときにだけ通うのでは，健康を守れません。治療はもちろん，虫歯や歯周疾患の予防から入れ歯のアフターケアまで，家族みんなが生涯を通して頼れるホームドクターをもつことが必要です。

そうした関係をもつメリットは，歯を健康に保つための健診や予防処置を継続的に受けられることです。要介護者の往診にも幅広い対応が期待できます。また，矯正や口腔外科など専門外治療が必要な場合にも，安心で確実な専門医院を紹介してもらえるでしょう。「マイデンティスト＆マイハイジニスト（歯科衛生士）」をもってください。

マイデンティストをもつために専門書などで紹介されている，よい「かかりつけ歯科医院」の探し方を紹介しましょう。

①治療だけでなく，患者さんの食生活状況や健康管理にも

気を配り、予防に力を入れている。特にブラッシング指導に熱心である。
②先生が信頼でき相談しやすくスタッフも誠実。
③症状や治療内容をわかりやすく説明する。
④長く勤めている歯科衛生士がおり、患者さんの歯の健康管理の専門家として働いている。
⑤歯周病の早期発見、早期治療に熱心である。
⑥定期的に通院可能な距離の医院である。
また、皆さんに心がけていただきたいことは、
①常に歯を大切に考え、定期検診を欠かさない。
②治療を中断しない。
③約束の時間を守る。
④余裕があれば、保険に限定せず治療を受ける。
予防の専門家である歯科衛生士がいる医院なら、あなたの「かかりつけ歯科医院」にふさわしいかも……。「予防のための定期検診をしていただけますか」という、あなたの言葉を待っているかもしれません。

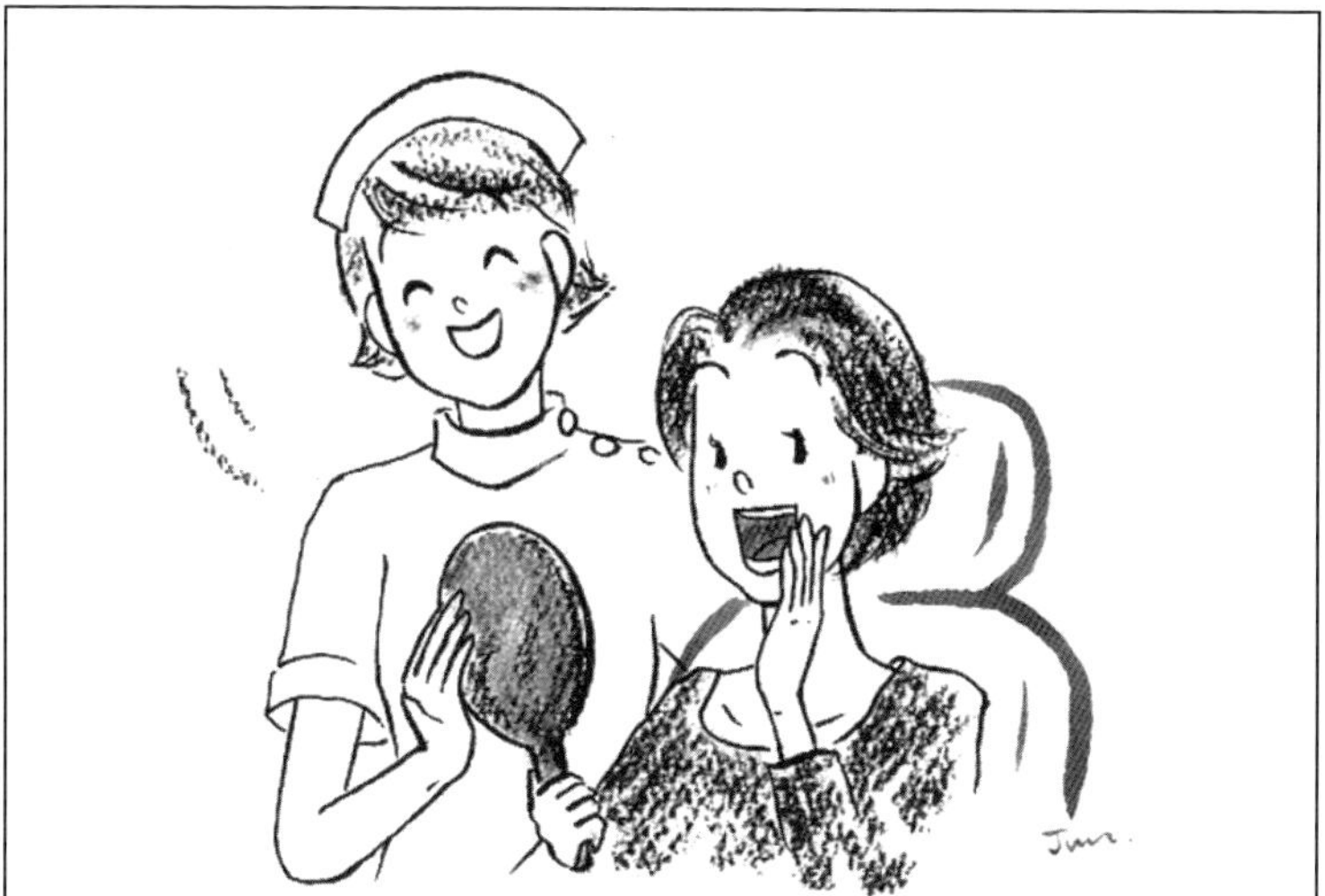

263-00303

② 歯周病・虫歯・その他

1．歯肉炎の症状

健康な歯ぐきは薄ピンク

口の病気の代表は虫歯と歯周病。歯周病には、歯ぐきが腫れる歯肉炎と、歯を支えている組織や骨までが破壊される歯周炎、いわゆる歯槽膿漏があります。

歯肉炎の直接の犯人は、歯と歯ぐきの境目にたまる細菌の塊、プラークです。薬や糖尿病、唾液の量、女性ホルモンの影響によっても病状が起こりやすくなります。

歯肉炎は歯周炎の前兆ですが、痛みなどの自覚症状がありません。簡単な自己診断方法をご紹介しますので、鏡を見ながら歯ぐきを実際にチェックしてみましょう。

まず、唇をそっとめくり返して眺めてください。健康な歯ぐきの状態は、一本一本の歯の根元が波打って見えます。色は唇の裏側より薄いピンクで、毛穴のような点々が一面にあります。

歯と歯の間の歯ぐきは、三角形の隙間を埋めるように伸び上がりくびれて尖っています。歯と歯ぐきの境目は高さ一～二ミリのつぼみの形に膨らみ、歯を包むような形で根元がしぼりになっています。

歯肉炎になると、歯と歯の間の歯ぐきが赤くなり、三角形の隙間が開いてきます。さらに、歯を縁どるように腫れが広がります。健康な歯ぐきにあった歯の根元のしぼりがなくなり、波打つように見えた膨らみが平らになってきます。

　歯肉炎を治すには、歯と歯ぐきの境目を歯ブラシでていねいに磨き、プラークを除去します。

磨けたかどうかは、鏡を見ただけではわからないので、磨き残しを調べる「赤染め液」で検査します。最初は出血しますが、約二週間で改善します。

　赤染め液は歯科医院か大きな薬局で購入できます。赤染め液を綿棒で歯に塗り、うがいをすると、プラークだけ赤く染まります。そこをしっかり磨いて、再び液を塗り、染まらなければＯＫです。歯科医院でも指導してくれます。

　それでも健康な状態にならないようだったら、プラーク以外の原因があるか、歯周炎に進んでいる恐れがあります。家庭療法だけでは治すことができません。歯科医院にご相談ください。

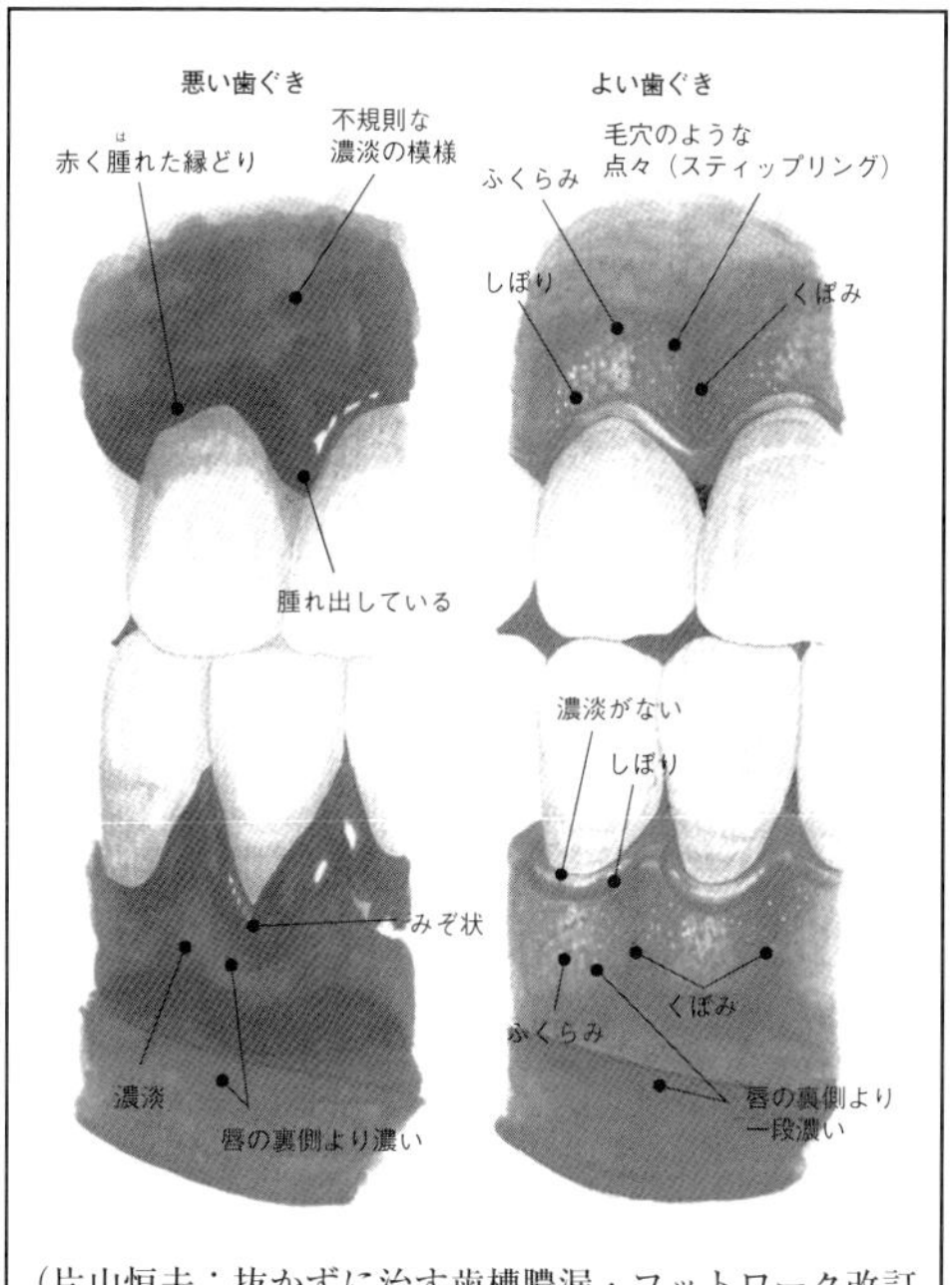

（片山恒夫：抜かずに治す歯槽膿漏・フットワーク改訂別刷版．豊歯会刊行部，1985．改変）

2. 歯周炎の症状

35歳は歯ぐきの曲がり角

前回のテーマだった歯肉炎が進むと歯周炎、いわゆる歯槽膿漏になります。これは、歯を支えている骨や歯と骨の間にある「歯根膜」が炎症によって破壊される病気です。

歯周炎のおもな原因は、プラークの中にいる細菌です。細菌は、歯と歯ぐきの境目から奥に侵入し、炎症の原因となる毒素を出すのです。その毒素が歯を支えている骨を長年かかって溶かし、そこに咬み合わせる力が不適切に働くと歯が動きはじめ、ついには大切な歯が抜けてしまうのです。非常に怖い病気なのですが、症状がゆったり進行するので、あまり自覚症状がありません。

歯周炎の初期の症状は、▽なんとなく口の中が不快で違和感を感じる、▽歯がむずがゆい、▽浮く感じがする、▽食物が噛みづらい気がする、▽歯ぐきの色が唇をめくった内側より赤みが濃い、▽歯石が沈着している——などがあります。

かなり進行すると、▽リンゴをかじったり、歯を磨いたりすると歯ぐきから血が出る、▽朝起きたとき、口の中がネバネバする、▽唾液が濃くなった気がする、▽口臭を指摘された、▽歯が長くなった気がする、▽歯に食ものが詰まりやすく、食後にようじが必要になった、▽歯が動く――などの症状が現れます。

歯周炎は進行程度によって軽度、中等度、重度、末期に分けられます。判定基準は歯を支えている骨の溶け具合です。歯科医院ではエックス線やプローブという器具で検査をします。

ひと昔前は、「歯槽膿漏の進行は止められるが、溶けた骨は元に戻らない」というのが常識でした。しかし最近では、治療により溶けた骨が五〜十年で再生したという例がたくさん報告されています。

クイズを一つ。二十五歳は「お肌の曲がり角」では三十五歳は？

答えは、「歯ぐきの曲がり角」です。

ある調査によれば、三十歳を過ぎて歯を失う方の約九割が、歯周炎が原因だといわれています。年に一度は歯科検診を受け、歯や歯周組織のお手入れをし、ブラッシング指導を受けましょう。

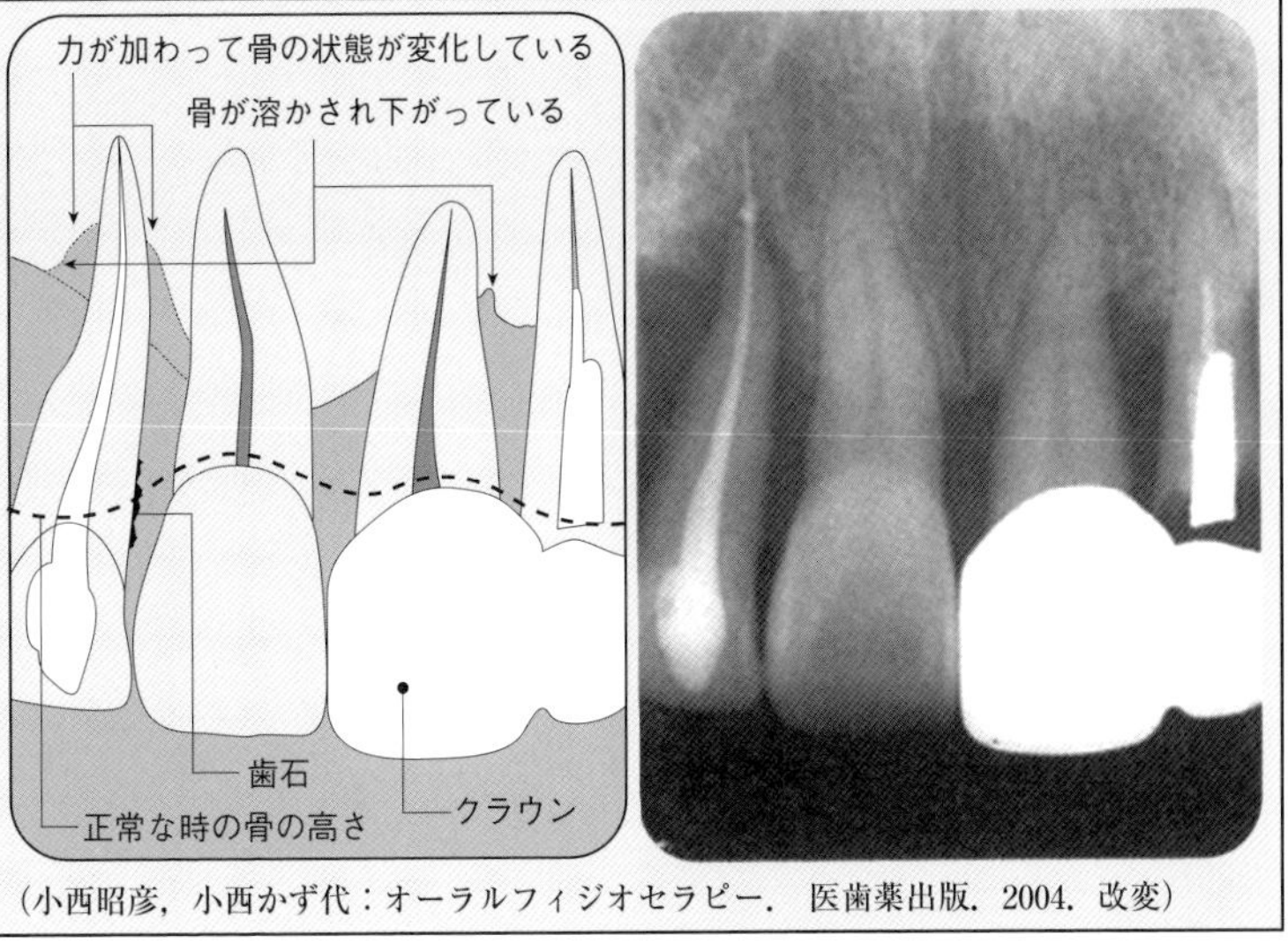

（小西昭彦，小西かず代：オーラルフィジオセラピー．医歯薬出版．2004．改変）

3．歯周炎の治療

歯科医院と「二人三脚」で

歯周炎（歯槽膿漏）の治療は、患者さんと歯科医院の「二人三脚」での取り組みが必要です。歯周ポケット（歯周炎になった歯と歯ぐきの間にできた溝）の治療は歯科医院、毎日のブラッシングは患者さんの責任。どちらが欠けても治りません。

歯科医院ではエックス線写真などによる診断ののち、歯科衛生士が歯周ポケットの中をきれいにしていきます。まず、その手順についてお話ししましょう。

①歯周ポケットの深さをプローブという針のような器具で計測します。一本の歯につき四～六カ所測り、歯石や出血の有無を調べます。②のちに治療効果を見るための資料として歯と歯ぐきの写真を撮ったり、歯型をとることもあります。③歯石を除去します。④ルートプレーニングをします。これは歯周ポケットの中の歯の根の表面にカンナをかけるような作業で、最も大切な処置です。歯周ポケットへ小さな刃物を滑り込ませて、手の感覚だけを頼りに行います。小さな歯石のカケラやわずかな病的組織が残っていても治りませんから大変な作業です。根が三本もあるような上顎の奥歯が重症な場合は、一本の歯のルートプレーニングに一時間も要するこ

とがあります。

こうした処置は、⑤薬をつけます。すみますが、重症になるほど日数がかかります。軽度でしたら比較的短時間で

医療ジャーナリストの長倉　功氏は「進んだ歯周病を本気で治したいなら歯科医院探しが重要。慌てずじっくり腰を据えて探せ」と述べられています。実際にどう探したらよいのでしょう。それはなんといっても口コミです。ただ、よい歯科医院にもいろいろあります。上手な入れ歯、痛くない治療などは歯周病治療とは専門が別で、「ブラッシングに熱心でうるさい」という評判、患者さんとの治療をめぐっての話し合いの時間が長く、定期検診に厳しい歯科医院なら、合格でしょう。すでに通院しているのなら、よくなっていく実感があり、歯周ポケットの計測値がよくなっていることを示してくれている所です。歯周炎の治療は、患者さんと歯科医院との二人三脚熱心な歯科医院ほど、患者さんに対する指導も厳しくなります。

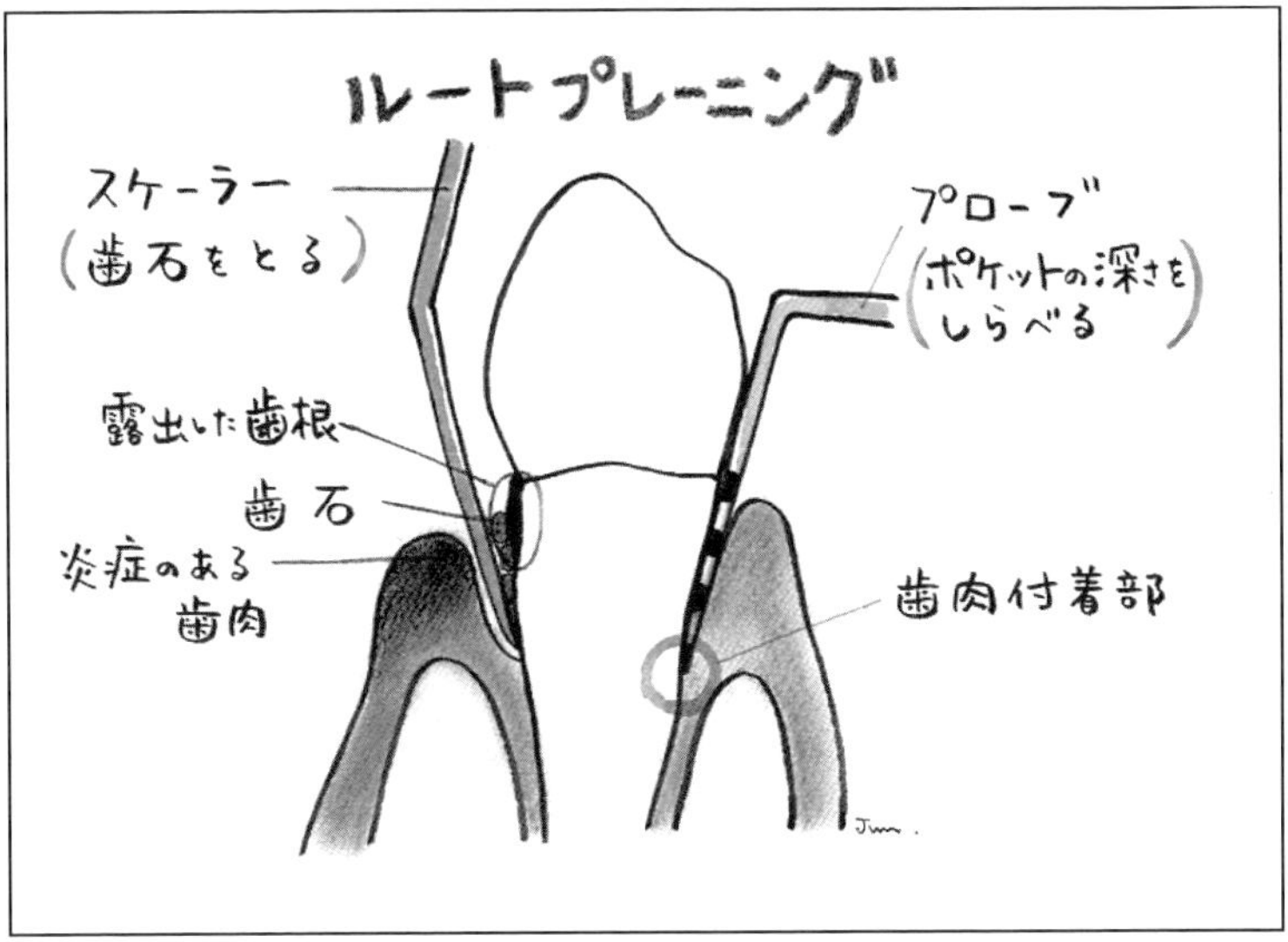

263－00303

4. 歯周炎の異なる治療方針

歯周炎の原因は２つ

定年を機に、のばしのばしになっていた歯の治療を、徹底的にやろうとお考えの六十五歳の男性から、お手紙をいただきました。

その方は非常に慎重な性格のようで、たとえば病気になったときは、二カ所の病院に行ってみて、同じ治療方針が出なければ、安心してかかれないとのことです。

今回も歯槽膿漏の治療のため、やはり二つの歯科医院へ行きましたが、それぞれ治療方針が異なるので悩んでおられるとのことでした。

Ａ歯科医院では、「歯槽膿漏は生活習慣病だから生活を改めるのが大切だ」といわれ、食事内容と噛み方、禁煙、一日二十～三十分のブラッシングを指導され、次回からは歯石除去とルートプレーニングで歯周ポケットの治療を行うので、かなり治療日数がかかるという内容でした。

それに対してＢ歯科医院では、「歯槽膿漏は細菌感染だから最新の外科手術と抗生剤で治す」とのこと。毎食後キシリトール一〇〇％ガムを噛むこと、ブラッシングは最新の電動歯ブラシを使うほうが原因菌の活力を抑え、治療効果があがると指導されたそうです。

　なるほど、これではどちらがよいのか、悩んでしまいます。しかしこの二つの治療方法は、どちらも現在の日本における典型的な治療法なのです。どうして、こんなに違ってくるのでしょうか。

　歯周病の原因は、細菌感染と生活習慣病の両方の側面があります。A医院は生活習慣病に重点をおき、体全体の免疫力を高めつつ治すことを目ざしているのに対し、B医院は細菌感染対策を重視した治療方針を立てたのです。

　どちらも、文面からはよい歯科医院だろうと推測できます。

　結論からいうと、どちらの歯科医院が正しいというのではなく、患者さんがどちらの治療を望むかに尽きると思います。患者さんの価値観の問題です。ただしどちらを選んでも、家庭でのブラッシングを怠れば治りません。一時的に回復しても再発します。

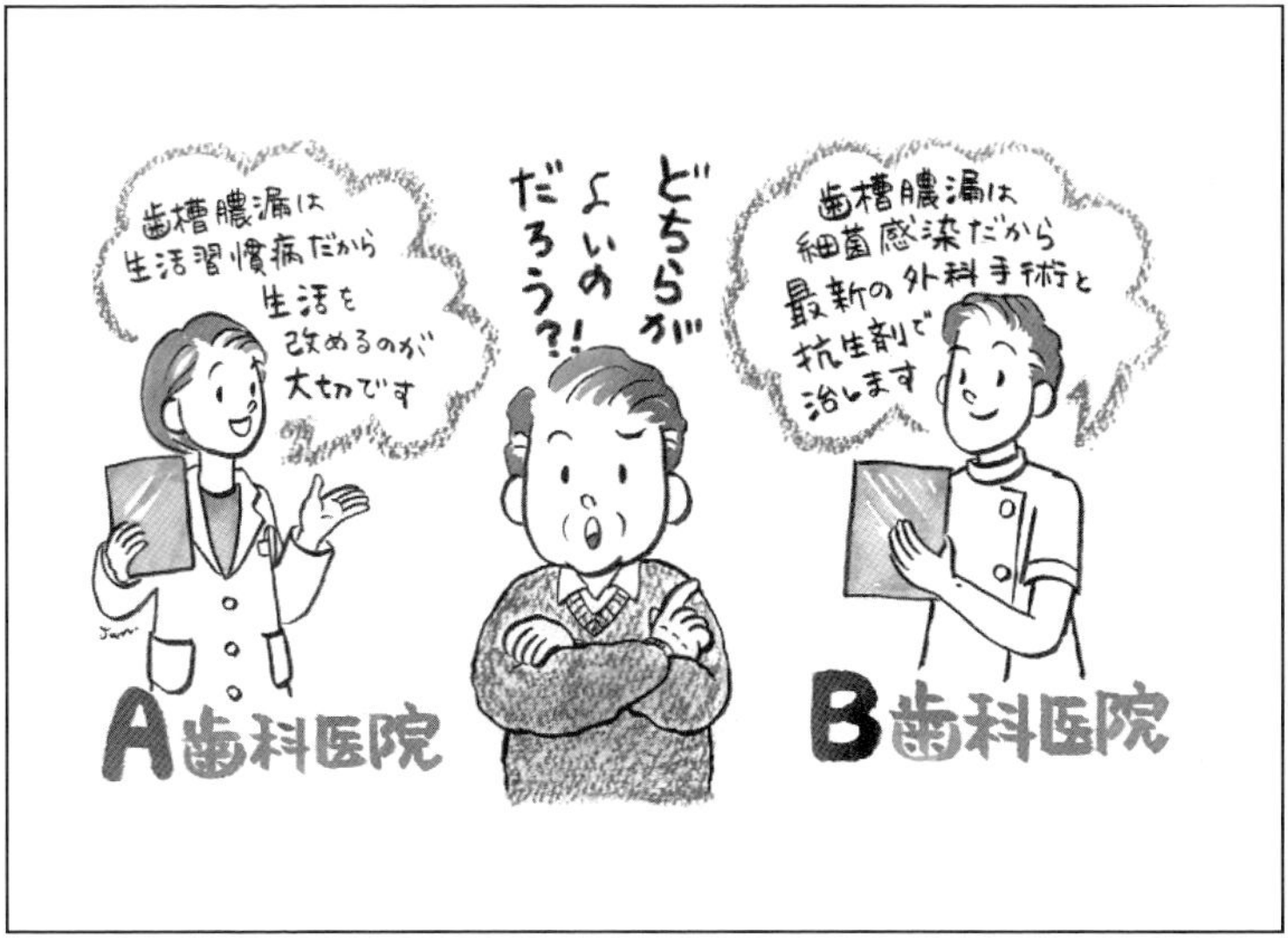
歯槽膿漏は細菌感染だから最新の外科手術と抗生剤で治します
どちらがよいのだろう?!
歯槽膿漏は生活習慣病だから生活を改めるのが大切です
A歯科医院
B歯科医院

263－00303

5．効果的なブラッシング

ていねいにじっくりが基本

これまで歯周炎（歯槽膿漏）の治療は歯科医院と患者さんの二人三脚、歯周ポケットの清掃は歯科医院、毎日のブラッシングや食事の注意は患者さんの役割だとお話ししました。

しかし、歯周病になると、ブラッシングで出血したり、痛みがあったりするので歯を磨くのがおっくうになりがちです。今回は歯周病治療に有効なブラッシングについてです。

ブラッシングには次の四つの効果があります。

①プラークを除去する（プラークは細菌の塊で、歯石の素になる）。

②歯ブラシの細かい動きで歯周ポケットに酸素が送り込まれ、歯周病菌の増殖が弱まる（歯周病菌は酸素が嫌い）。

③マッサージ効果で歯ぐきを鍛える。

④唾液の分泌を促す（唾液は細菌の増殖を抑制する）。

プラーク除去のためのブラッシングなら五～十分で終わりますが、これらすべての効果を期待するなら、倍の時間は必要です。また、痛みや強い腫れがある場合は、軟らかい歯ブラシを使い、さらに時間をかけて磨かなければ効果は期待できません。ゆったりとブラッシングできる時間を日常的につくる工夫が大切です。私たち歯科衛生士は、患者さんの歯ぐきの状態に合った歯ブラシを選ぶことを「歯ブラシを処方する」といっています。病気のとき処方される「薬」と同様、適切な道具選びと方法が治療に必須だからです。歯科医院で相談し、症状にあったものを購入することをお勧めします。

「歯周病治療のブラッシングのポイント」

①歯ぐきの状態にあった歯ブラシを選ぶ。

②歯ブラシは鉛筆を持つように握る。

③毛先を歯と歯ぐきの境目、歯と歯の間に軽く押し当て、一本ずつ磨くように小さく動かす。

④歯磨剤は長時間磨くときは使わない。

⑤同じところばかり磨きがちになるので、表・裏・上・下・前・左・右と順序を決めて磨く。

⑥磨きにくいのは、下の前歯の裏側。この部分は一歯ずつ歯ぐきにブラシを当てる。上の奥歯の外側は、口を閉じぎみにすると歯ブラシが奥まで届く。前歯の利き手側も忘れやすいので注意を。

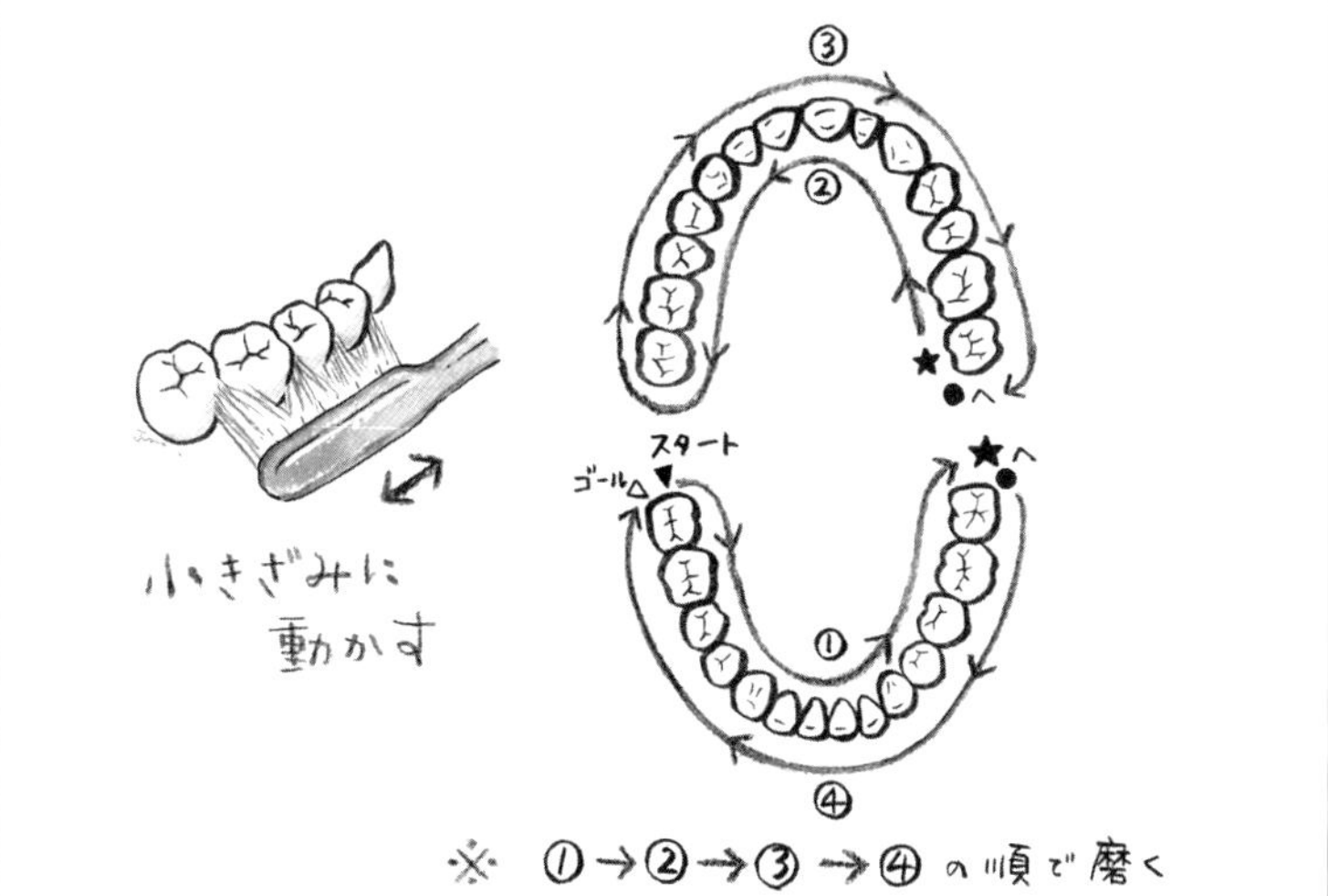

（片山恒夫：歯槽膿漏・抜かずに治す．朝日新聞社．1990．改変）

263－00303

6．歯周炎の治療

食生活を見直し抵抗力をつける

「歯科医院で歯周炎（歯槽膿漏）と診断され、歯石を取り、手術まで受け、毎日三十分以上歯を磨いているのに治らない」というお手紙をいただきました。

これは、風邪などのウイルス性疾患も同様ですが、病原菌が病気を起こす力と体の抵抗力との力関係の問題です。歯周病菌が体の抵抗力より強いと発病するのです。ですから、抵抗力を強める生活を心がけることが必要となってきます。

体の抵抗力を強くするには、一般的に、▽食生活を正す、▽体を動かす、▽ストレスを減らし、睡眠を十分にとる、▽たばこを吸わない、▽深酒をしない、▽よい歯でしっかり噛む、▽生活習慣病を予防、治療する―などがあげられます。

こうして並べると、国民健康づくり運動の「健康日本二十一」提言と全く同じになります。この中で私が特にアドバイスしたいのが食生活。「伝統的日本型食事」の勧めです。

簡単にいえば、主食はご飯、おかずは具だくさんのみそ汁に漬物、おかずは事情に合わせて、飲みものはお茶。もっと簡単にいえば、カタカナ食よりひらがな食が健康によいということです。パンよりご飯、スパゲティよりうどん、ジュースよりお茶、ムニエルより塩焼きという具合です。生活習慣病は、生活の欧米化が招いた病気ですから、食も日本食に見直すべきなのです。噛む回数もずっと増えます。

さて、現在歯周炎を患っているみなさん、悲観することはありません。いまが生活を見直す時期だと考えればよいのです。それが、ほかの生活習慣病の予防にもつながるのです。反対に糖尿病や動脈硬化などの生活習慣病が疑われる方は、歯周炎の予防や治療が必要だと考えてください。

歯周炎など、五年、十年という長期間のうちに進む病気は、治療にも時間が必要です。少しずつ治っているといわれても、治ってきているという実感がなければ不安だと思います。

そのような方々に長野県の谷口威夫先生が考えられた、食べられる食品が増えることで歯周炎がよくなっていることを実感できる「評価表」をご紹介します。

そしゃく能力表による評価

よく噛む ↑

イカ(煮)	酢ダコ	フランスパン	しわ沢庵	するめ
かまぼこ	パンのみみ	野沢菜	干し魚	貝 柱
焼き魚	大根漬	焼き肉	サラミ	堅焼き煎餅
こんにゃく	おこわ	セロリ	ラッキョウ	ピーナッツ
ごはん	ハム ソーセージ	キュウリ	リンゴ	せんべい

→ 硬い

(谷口威夫：Dental Graphic Series 私の歯周療法．医歯薬出版．1989．改変)

263－00303

7. 口臭を防ぐ

予防には食間のティータイムもお勧め

成人にブラッシングする理由を質問すると、「口臭予防のため」という答えが多く返ってきます。

自分の口臭はあまり感じませんが、他人の口臭はよくわかります。しかし、家族や親友であっても、口臭のあることは指摘しづらいものです。誰しもそんな経験があるから、自分の口臭を気にかけるのでしょうか。

口臭の原因はいろいろありますが、まず、口腔内にある原因と、その対策についてお話しします。

①大きな虫歯がある。歯科医院で治療すれば、口臭も治まります。

②重症の歯周炎（歯槽膿漏など）にかかっている。特に膿が出ている場合、きつい口臭を伴います。粘り強く治療して病状が改善されれば、口臭も徐々に治まってきます。

③入れ歯の臭い。入れ歯は毎日ブラシでていねいに洗ってください。入れ歯洗浄剤の併用も効果があります。

④歯についた汚れを細菌が分解して臭う。これは、毎日のていねいなブラッシングで解消できます。特に歯と歯ぐきの境目、歯と歯の隙間の汚れに気をつけましょう。夜間は唾液

の分泌量が落ち、細菌が増殖する最悪の条件がそろうので、寝る前には必ず歯を磨きましょう。

⑤舌苔がたまっている。舌苔とは、舌の上につく白い付着物です。専用の舌ブラシもありますが、通常の歯ブラシで軽くかき出すように清掃しましょう。

⑥ストレス、薬の副作用、加齢的などによって唾液の分泌量が落ち、口の中の細菌が増える。唾液分泌の促進には、ブラッシングはもちろん、酸味のある食べものやキシリトールガムを噛むことなどが有効です。

日中の食間にも唾液の分泌が落ちます。消臭成分が含まれた日本茶やノンシュガー紅茶をとるのもお勧めです。また、洗口剤、清涼剤、歯磨剤も消臭効果があります。しかし、補助的なものですから、まず歯ブラシだけでプラークをしっかり取り除いて、そのあと、歯磨剤をつけて二度磨きで使用するのが効果的です。

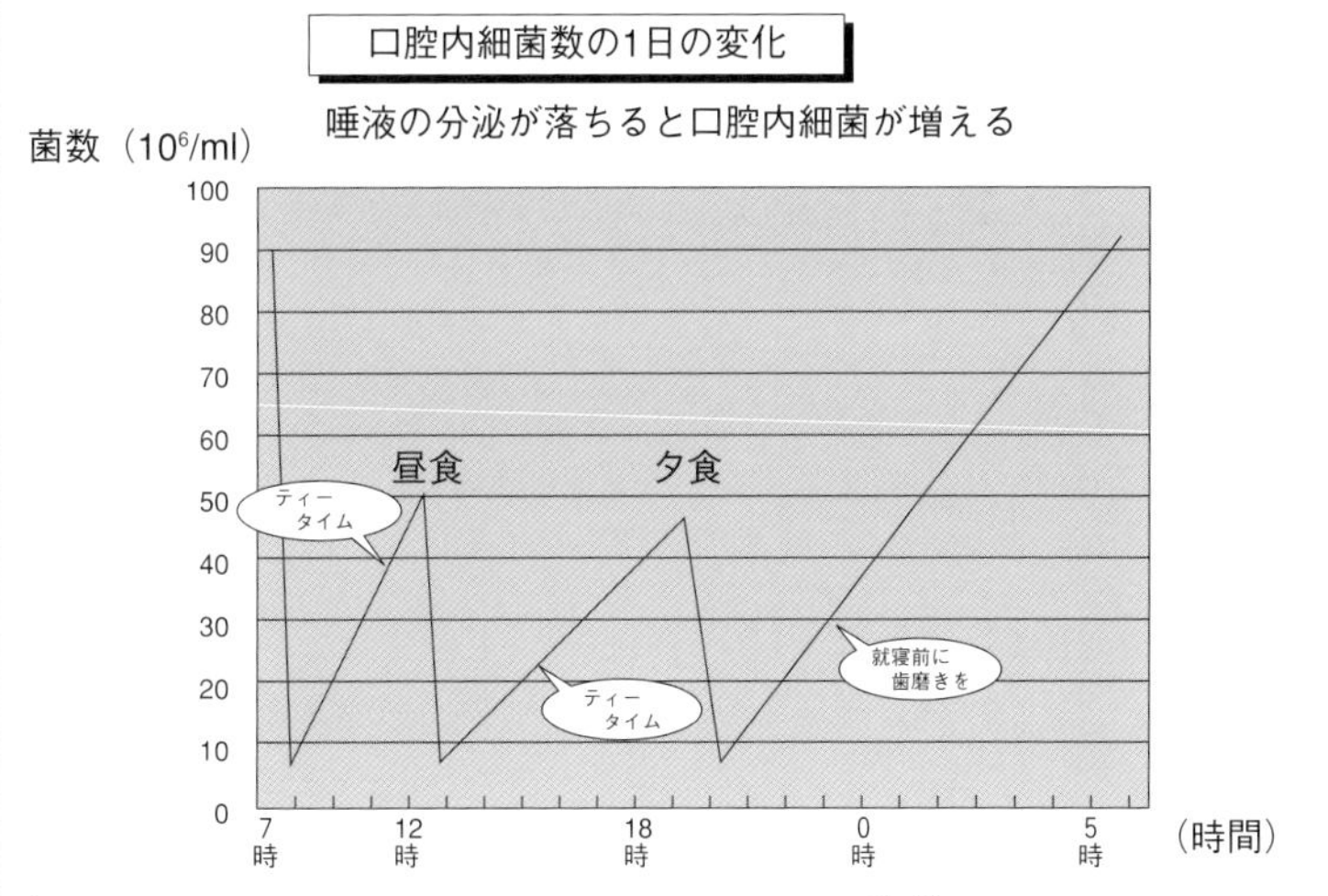

（Tonzetich, j.： Archs. Oral Biol., 16 ： 587－597, 1971.　改変）

263－00303

8. 口臭の原因

口の中の原因以外に４タイプ

前項で、口臭のおもな原因は口の中にあるとお話ししました。今回は、その他の原因、①生理的なもの、②食事性のもの、③全身的な病気、④心因性のものについてお話しします。

①生理的なものとは、朝起きたときや空腹時の口臭がそれです。これは誰にでもあることで、うがいやブラッシングで防げます。

②食事性の口臭は、ニンニク、ネギ、ニラ、アルコールなどの食べものが原因となります。一時的な予防としては歯磨剤、清涼剤、洗口剤、消臭ガム、キャンディーなどを利用する方法がありますが、ニンニクには牛乳も効果的です。また、たばこも当然、口臭の原因となります。

③口臭の原因となる全身的な病気には、耳鼻咽喉科疾患、呼吸器系疾患、消化器系疾患、代謝性疾患、頑固な便秘などがあります。これらによる口臭は、原因となる疾患の治療なしでは解決しません。とりあえずは一時的な対処法でしのぐことになります。

④心因性のものとしては、「自臭症」という病気があります。これは実際には口臭がないのに、本人は口臭があると思

い込み、対人面で障害が出る病気です。

口臭がひどく、周りの人々に不快感を与えているのに、本人はまるで気がつかない状態（私は口臭無頓着症と名づけている）と反対の状態です。

嗅覚異常とは全く関係はありませんが、この病気は口腔心身症の一つの現れ方として分類されており、年々徐々に増加しています。

「そんなに神経質にならずに……」と軽くアドバイスすることが多いのですが、本人は深く悩み苦しんでいます。

歯科医院での治療においては、カウンセリング的要素が必要とされますので、信頼できる先生にかかることが必要です。心療内科でも治療できます。

自分の口臭を確認するには、コップに息を吹きかけ、手で覆い、そっと嗅げばわかりますが、客観的に調べる「口臭測定器」が市販されていますので、口臭が気になる方はぜひお試しください。

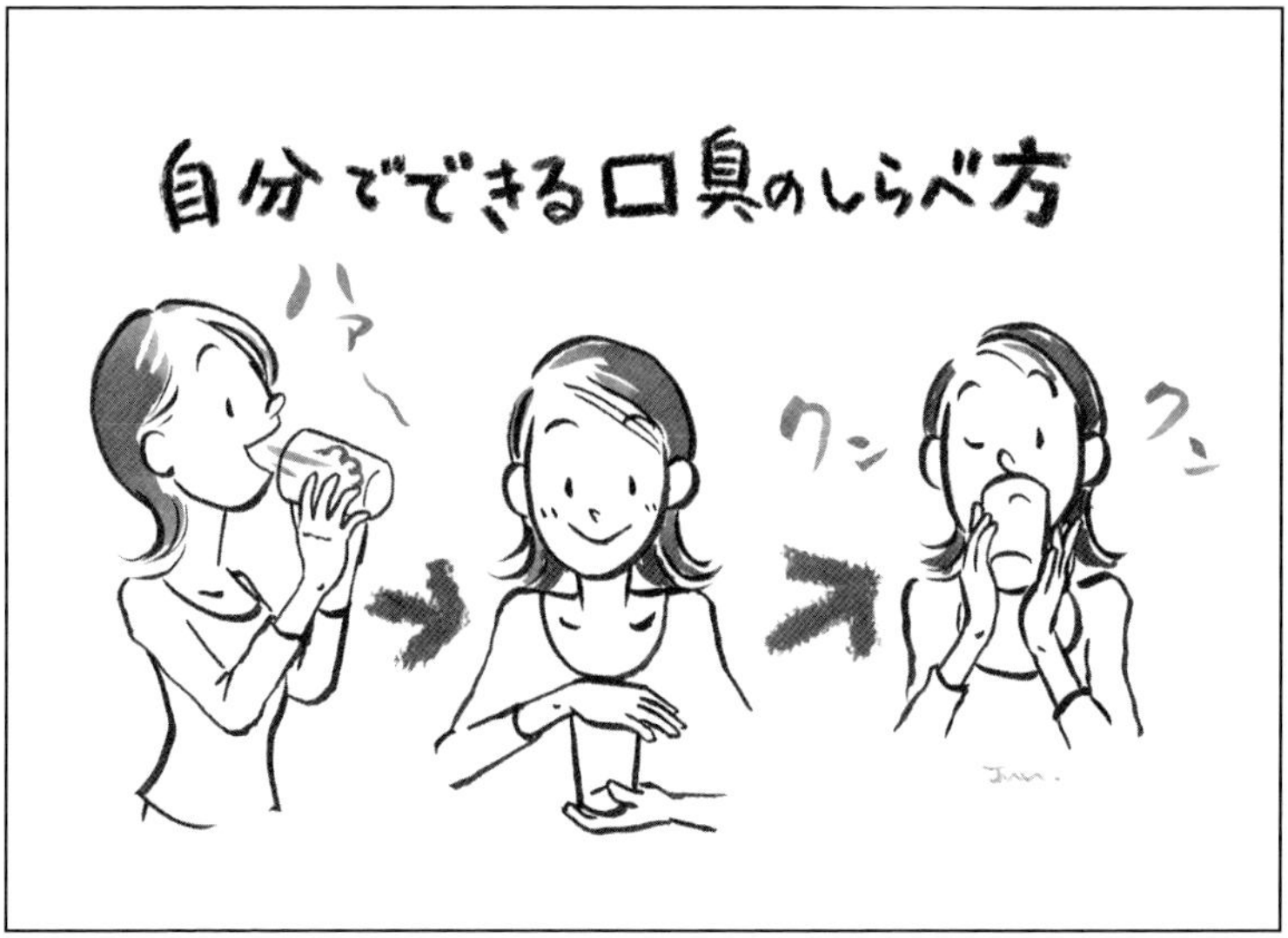

263-00303

9. 虫歯の進行度（上）

C_2 でやっと自覚症状

この春、多くのみなさんが地域の住民健診や歯の衛生週間行事、学校健診などを利用して歯科健診をされたと思います。健診では、Cとか、C_1、C_4などという記号を耳にしませんでしたか？ この記号は虫歯の進行度を示したもので、Cはデンタルカリエス（虫歯）の略です。数字は進行段階を表しています。この数字が意味することを、歯の構造を交えながら説明したいと思います。

まず歯は、見えている「歯冠」と歯ぐきに埋まっている「歯根」からできています。歯冠の表面は、身体で最も硬いエナメル質でおおわれ、その内側は象牙質、そして内部は歯髄（しずい）で、神経と血液、リンパ液が流れています。

一方、歯根の表面はエナメル質ではなく、セメント質でおおわれています。これは象牙質より少し軟らかいのです。この部分が感染すると歯周炎になり、歯の根元が露出すると虫歯になりやすくなります。

〈C_0〉はエナメル質の表面が酸で溶かされた（脱灰）虫歯です。チョークのような白濁した色になります。プラークの中でつくられる酸が原因ですから、歯ブラシや糸ようじでプラークをきれいに取ります。

　家庭でのブラッシングには限界があるので歯科医院で専門的なクリーニングを受け、フッ化物の塗布で進行が止まります。また、それを継続することで脱灰した個所が再生されることもあります。この段階は、まだ「虫歯の卵」の段階です。

　〈C_1〉はエナメル質の虫歯。この段階になると少し茶色を帯びますが、自覚症状はありません。ほとんどが一回の充填（うめる）治療で治ります。

　〈C_2〉は象牙質まで進んだ虫歯。冷たいものや甘いものがしみて痛みます。外から見て小さな虫歯であっても、象牙質は表面のエナメル質より軟らかいので、内部で広がっていることがあります。治療は一〜二回かかります。神経に近い虫歯は、治療後もしばらく冷たいものや熱いものがしみたり、不快な症状が続くことがあります。

　〈C_3〉は神経まで進んだ虫歯。〈C_4〉は神経が死んでしまった虫歯です。

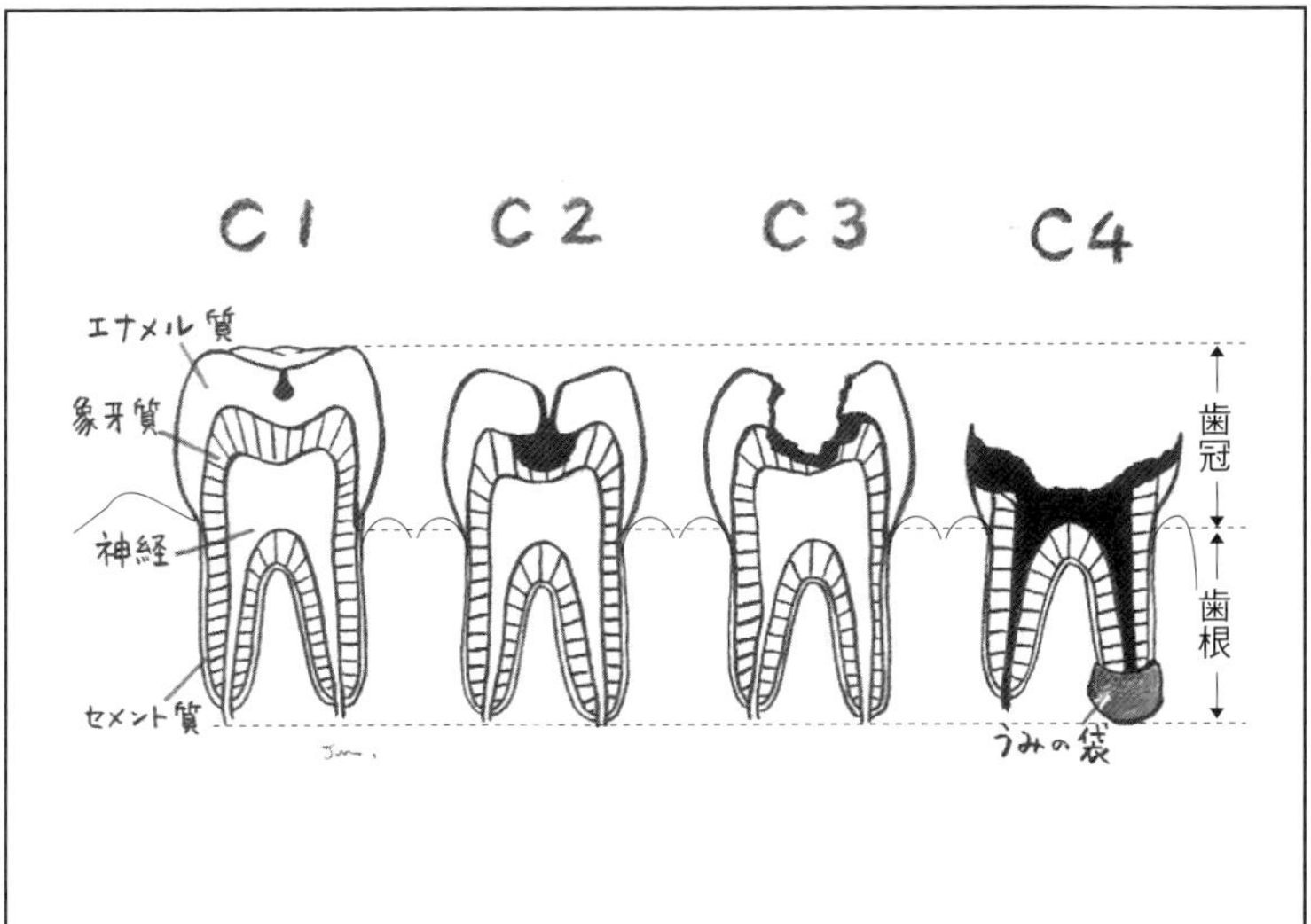

10. 虫歯の進行度（下）

重度の場合の治療には根気が必要

つづいて虫歯進行度のお話です。

〈C_0〉はエナメル質のごくごく表面の虫歯、〈C_1〉はエナメル質の虫歯、〈C_2〉は象牙質まで進んだ虫歯であることを前項で、お話ししました。

次に〈C_3〉ですが、これは神経まで進んだ虫歯で、相当な痛みがあります。神経を取る治療が必要です。

〈C_4〉は神経が死んでしまい、歯冠がほとんど崩壊し、歯は根っこだけになった状態です。こうなると激しい痛みはありません。神経が腐ることで、歯根の先に炎症や膿の袋ができます。治療は腐った神経を除去し、患部に薬を入れることを繰り返します。日数がかかることもありますが、辛抱が必要です。しかし、抜歯しなければならない場合もあります。

C_3、C_4はともに神経を取ったあと、せまい空洞をヤスリのような器具で少しずつ拡大し、感染した部分を除いていきます。そのあと患部を薬で埋めるのです。歯医者さんにとっては、手の感覚だけが頼りの治療で、奥歯は歯根が二～四本ありますから大変です。この治療においては、次のような目的で何回かのエックス線撮影が必要になります。

▽診断のため、▽歯根の長さを測るため、▽うまく薬が入ったことを確認するため、▽最終確認のため。

歯根の処置が終われば、歯冠をつくります。

神経がなくなった歯はもろくなりますから、芯棒（コア）を立てて歯冠をかぶせます。

治療の手順は、▽歯にコアを立てるため歯を削って形を整える、▽型をとる、▽型をもとに技工士さんがコアをつくる、▽コアを歯科用セメントでくっつける、▽歯冠をかぶせるためにコアを削って整形する、▽型をとる、反対側の噛み合わせの歯の型をとる、▽型をもとに技工士さんが人工歯冠をつくる、▽できあがった人工歯冠の高さを調整する、▽歯科用セメントでコアに人工歯冠をくっつける。

これでやっと、虫歯進行度C_3、C_4の治療が終わるのです。

時間がかかる理由がおわかりいただけたでしょうか？

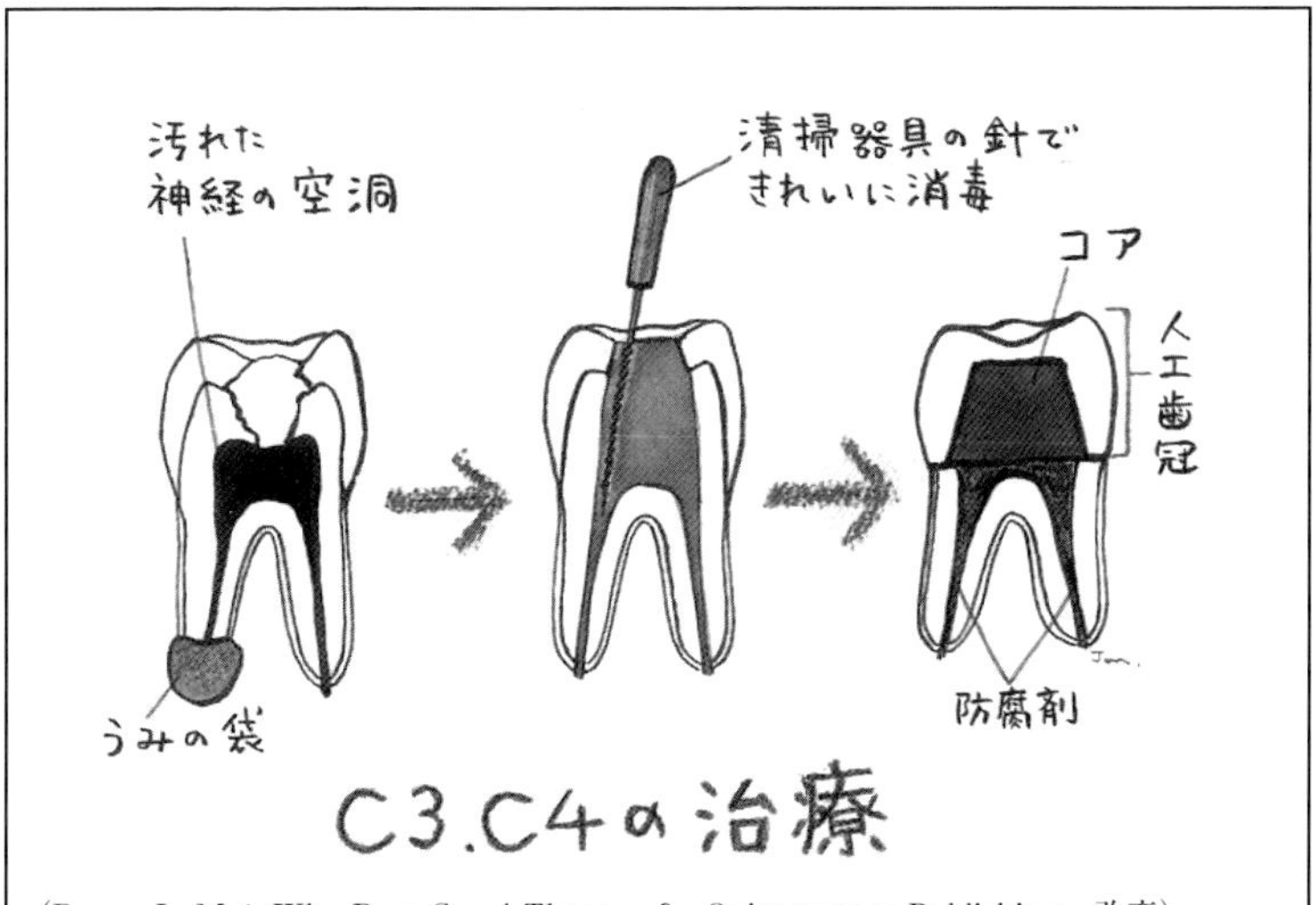

（Berns, J. M.：Why Root Canal Therapy？ Quintessence Publishing，改変）

263－00303

11．象牙質知覚過敏症

しみればお口の黄信号

寒くなるにつれ、「水道の水や冷たい風に歯がしみる」「歯ブラシの毛が歯と歯の境目に当たると、ピリッと飛び上がるほどの痛みが走り、困っています」といった相談も多くなります。虫歯もないのにこのような症状に悩む方が、成人の約二割もいます。

この症状は、「象牙質知覚過敏症」といわれるもので、歯の内部の象牙質が露出することによって起こります。象牙質は細い管で神経につながっているので、温度や刺激に過敏に反応して、しみるような痛みを感じるのです。

図のように、歯の表面は体の中で一番硬いエナメル質で覆われています。しかし、歯ぐきに近いところでは薄くなっており、強い噛み合わせの力が長年加わったりすると、応力がかかり、その部分のエナメル質が剥がれ、象牙質が露出してしみるようになったり、歯周病などの治療で歯石を取るとき、根の部分の病的なセメント質も取り除くので、そのために症状が出ることもあります。

ブラッシングにも注意が必要です。傷ついたエナメル質を歯磨剤をたっぷりつけた歯ブラシで乱暴に磨くと、象牙質が露出してしまいます。歯磨剤には研磨剤が含まれているので、使用しないほうがよいでしょう。

痛みを恐れブラッシングがおろそかになると、プラーク中の細菌の影響で症状がさらに悪化し、治りづらくなります。歯ブラシの毛先が当たって痛む場合は、症状が和らぐまで柔らかめの歯ブラシを使うか、毛の横腹を押し当てて小刻みに磨いてください。ただし、プラークを取る力は弱いので、時間をかけて磨いてください。うがいは、必ずぬるま湯でしっかり行いましょう。

どうしても痛くてブラッシングができないときは、歯科医師に相談を。適切な処置で痛みが和らぎ、磨きやすくなります。

この症状は、神経が刺激されることで、歯自身が自らを守ろうと象牙質の内側に第二象牙質をつくる働きをうながしているので、徐々に治ります。一～二週間で治る方もいれば、一年かかる方もいて、非常に個人差があります。

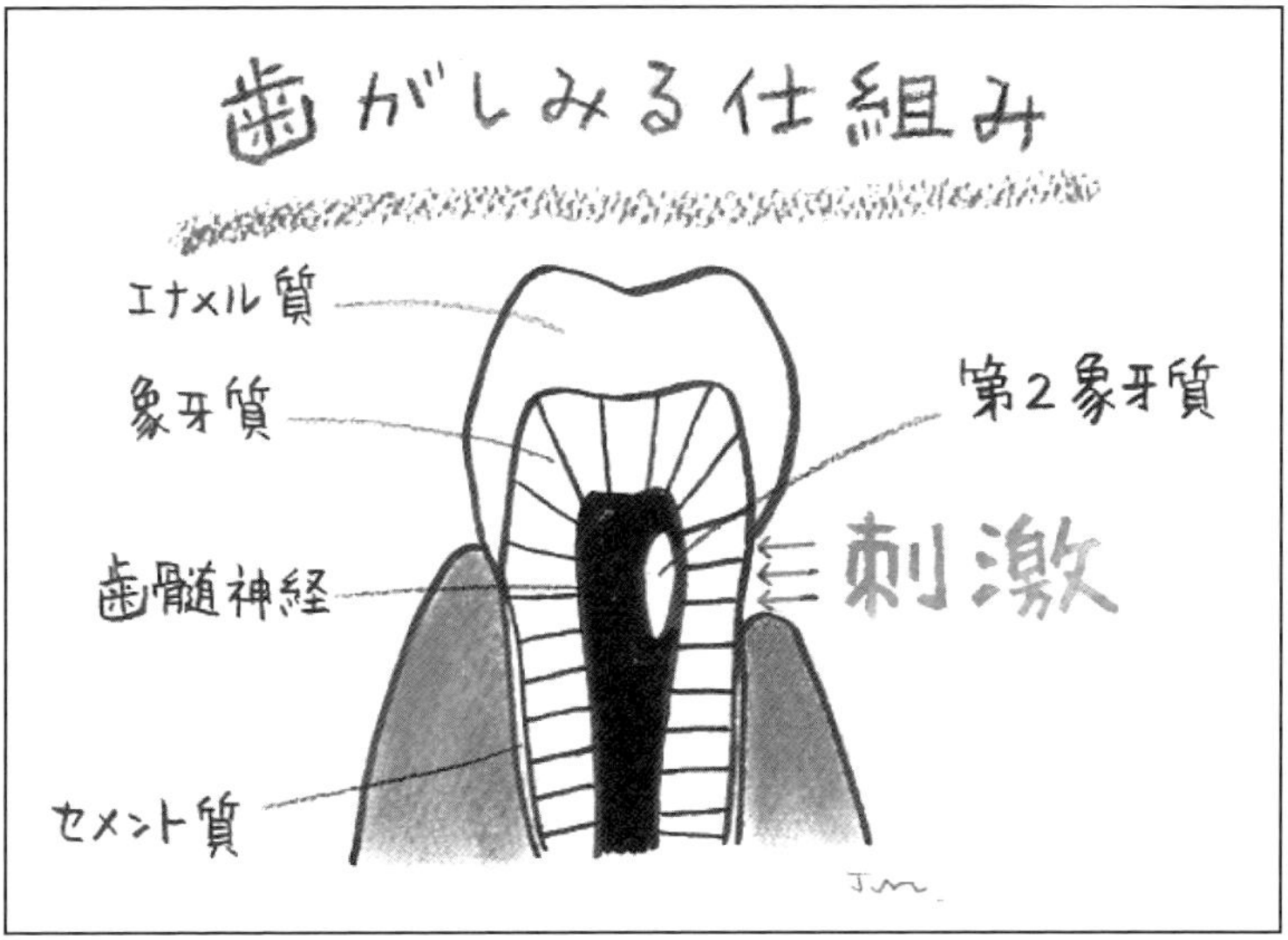

263－00303

12. 白く美しく見せる

磨きすぎて濁ることも

歯の色が悪く、常に口元が気になっている方は、通信販売やエステサロンの広告に目がいきがちです。

たとえば「これで歯を磨くと真っ白な歯になる」「マニキュアのように塗るだけで簡単にモデルのような歯になる」「数回の治療できれいな歯並び」などなど、魔法のような言葉と白い歯のタレント写真に思わず申し込んでしまうようです。

私も白い歯になりたいと常々思っていますが、これらには決して手を出しません。シンデレラの馬車がカボチャにもどってしまったように、魔法はいつかとけてしまいます。

今回は、歯を美しく健康に見せる方法をお話ししましょう。

歯の色は、顔と同じように人それぞれです。見惚れるような白い歯の方もいれば、毎日ブラッシングをしているのに黄色や灰色がかった歯の方もいます。

また、研磨効果の強い歯磨剤を長年、多量に使っていると、年齢とともに歯のエナメル質が薄くなるので、下層の象牙質の色が透けて白さが濁ることもあります。

それに対して、茶渋など食物の色素により黒ずんだ歯や、たばこのニコチンで汚れた歯は、歯科医院で磨いてもらうだけで見違えるほど白く美しくなります。定期的に行えば、歯の病気の予防にもなります。

女性にお勧めしたいのが口紅やファンデーションの工夫です。たとえば、明るいオレンジ系の口紅は歯を黄色っぽく見せるので、歯に自信がない方は、ダークなピンク系がお勧め。手持ちの口紅に少しダークピンクを混ぜるだけでも、印象が変わります。ファンデーションも、鼻から下にかけてオークル系を強くすれば歯の色を白く見せる効果があります。

これでも満足できないという方は、雑誌広告などに飛びつかず、信頼できる歯科医院に相談しましょう。歯の表面を削り、セラミックの白いラミネートベニアを張りつける方法や、歯を漂白する方法があります。

しかし、健康上のデメリットがある場合もありますから、歯科医師からしっかりと説明を受けてください。保険はききません。

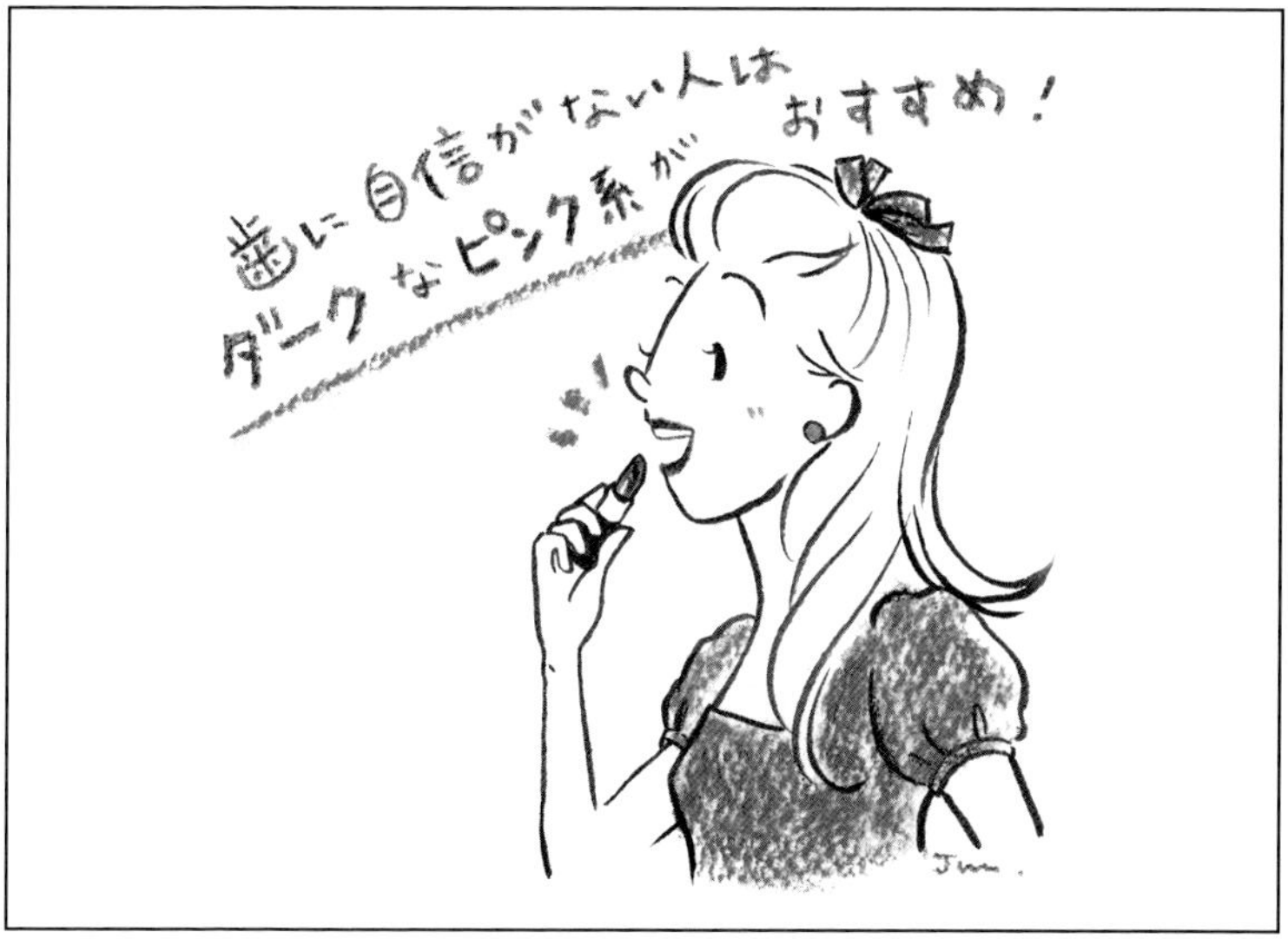

13. たばこで黒ずむ？

本数が多いほど悪影響

たばこが体の健康に悪いということは常識になっていますが、口腔内にも悪影響を及ぼします。たとえば、ヤニで歯が汚くなる、口臭がひどくなる、味覚が低下する、口腔がんの発生率が上がるなどです。

また、最近では「歯周病の最大の因子になる」ことが、次の理由で明らかになっています。

①たばこのニコチンが歯ぐきの血管を収縮させ、血の巡りが悪くなり、歯ぐきに酸素や栄養が届かなくなる。

②前述の血管収縮作用で歯ぐきが硬くゴツゴツし、また、タール成分やメラニン色素が皮膚や粘膜に沈着して、歯ぐきが黒ずむ。その結果、症状が見えにくくなり治療が手遅れになりやすい。

③白血球の機能低下、ビタミンCの破壊、唾液の減少などを引き起こし、歯ぐきや歯を支える骨を弱くする。

統計では、喫煙者では、吸わない方より約三倍歯周病にかかりやすく、約二倍も多く歯が抜けています。しかも、喫煙開始年齢が早いほど進行が早く、一日の本数が多いほど、重症度が高いそうです。

もちろん、たばこをやめることで歯周病は大きく改善されますが、禁煙は決意しても簡単に実行できないようです。それは意志が弱いという理由だけではありません。禁煙には、依存症に対する体と心の両面へのサポートが必要なのです。最近は病院にも、禁煙外来や禁煙教室があり「禁煙指導研究会」のサイトで地域の病院を探せます。また、「インターネット禁煙マラソン」[※]も有効です。

※ http://www.kinen-marathon.org

たばこをやめたあと、どうしても口寂しくて常に飴をなめ、虫歯になる方もいます。そんな方にはキシリトールガムをお勧めしています。

最近、小学高学年の児童の歯ぐきが、喫煙者のようにメラニン色素沈着しているのを目にします。子どもに聞くと、両親ともヘビースモーカーである場合が多いようです。どうしても禁煙できないという方は、家族といえども周りの方の健康を考えた吸い方、マナーを考えてほしいと思います。

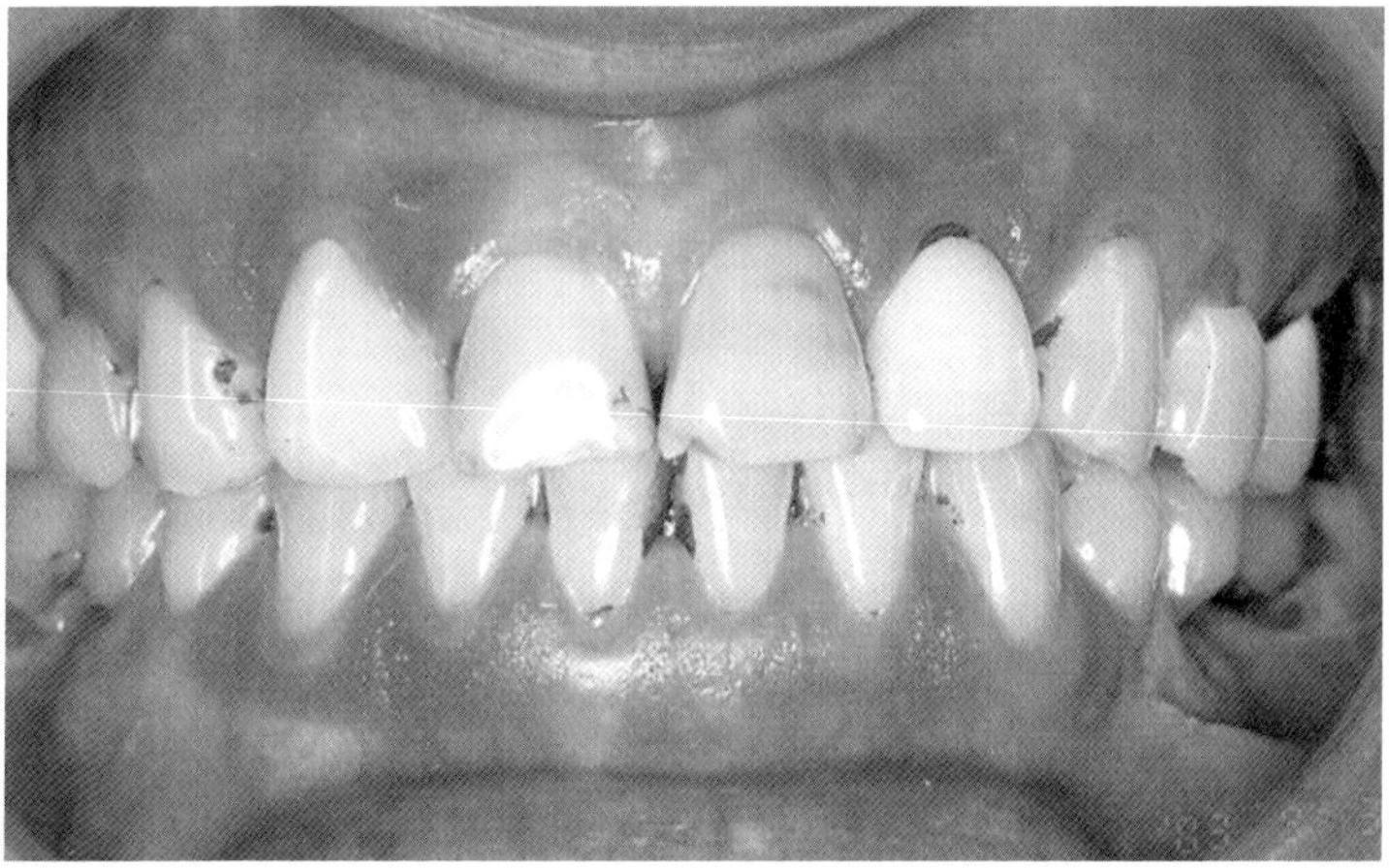

喫煙による歯肉へのメラニンの沈着
（小西昭彦，小西かず代：オーラルフィジオセラピー．医歯薬出版．2004 より）

14. 歯ぎしりを防ぐ

緊張をほぐす体操も効果的

歯ぎしりについての相談がありました。本人からではなく、となりで寝ている家族からです。

みなさんよくご存じのように、歯ぎしりは睡眠中に歯をすり合わせてキリキリカリカリと音を立てるので、周りの方は安眠を妨げられ非常に迷惑します。

本人は、家族から指摘されてやっと気づくことが多いようです。朝起きたとき顎の筋肉に疲れを感じるようでしたら、無意識に歯ぎしりしているのかも……。

起きている間でも、歯ぎしりや噛み締めをする癖のある方もいます。また、幼い子どももときどき歯ぎしりをしますが、一時的なものが多く、ほとんど心配はありません。自分で自然に噛み合わせを調整しているとか、ストレス発散に役立っているという見方もあります。

しかし、大人の激しい歯ぎしりや噛み締める癖は、安眠妨害だけでなく、自分の口の中に悪影響を及ぼします。たとえば、▽歯が磨り減り、重症になると歯がしみたり、噛むと痛むときがある、▽歯周組織に影響し、歯肉炎や歯槽膿漏を起こす、▽顎の関節に負担がかかり、顎関節症や開口障害などを起こす、▽頭痛、顔面症、肩こり、倦怠感を起こす、などです。

歯ぎしりの原因は、噛み合わせの不安定さ、精神的ストレスなどですが、医学的にわからない部分もあります。

治療法としては、枕の高さを調整して治った例などもありますが、歯科医院では合成樹脂製のスプリント、バイトプレート、ナイトガードなどといった装置を用いて、上下の噛み締めを調整するのが一般的です。この装置を使いながら歯ぎしりの原因を調査し、治療を進めるのです。

歯ぎしりの背景に精神的なストレスや緊張があると考えられる場合は、それをコントロールする必要があります。それを特定し、取り去ることは大変ですが、自己暗示法やヨガ、ストレッチなどの軽い体操がリラックス法として効果を上げています。ご家庭で、ゆったりした気分で毎日続けることが大切です。

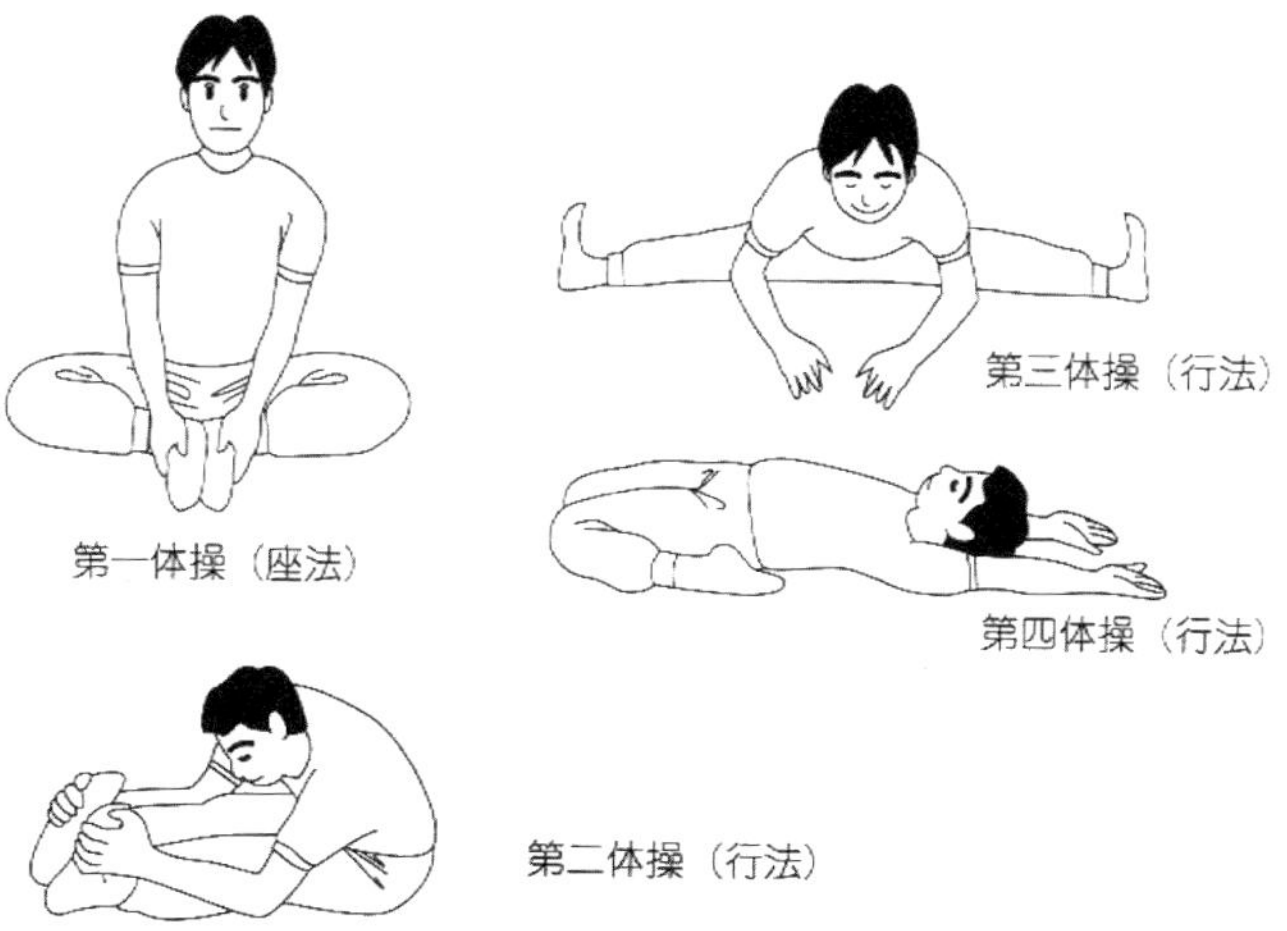

真向法
（加茂真澄：究極の真向法．祥伝社．改変）

263－00303

15．顎の関節がおかしい

正しく噛む習慣をつける

顎の関節がおかしい、口を大きく開けると痛い、顎がカクカク鳴る、顎が痛くてあくびができない、首や肩のコリ、耳の調子の悪さ……。これらは、顎関節症の特徴的な症状です。頭痛や腹痛の原因がさまざまなように、顎関節症の原因もさまざまです。たとえば、

①顎の使い方が悪いとか、虫歯や歯槽膿漏により、左右でしっかり噛めない。

②歯並びや上下の歯の噛み合わせが悪い。

③歯ぎしりや硬いものばかり食べることによる筋肉疲労。

④生まれつき関節の形に問題がある。

⑤事故や打撲。

また、ストレスや体の不調などが影響していることもあるようですが、はっきり解明されていない部分もあります。

治療法は原因によって異なるので、精密検査が必要です。治療法には、▽噛み合わせの調整、▽スプリント装置を口に入れる、▽薬物投与（鎮痛剤や筋弛緩剤）、▽理学療法（湿布や電気刺激など）、▽外科治療——などがあり、心身医学的な治療が必要になることもあります。

顎関節症は慢性の疾患ですから、治療は即効的なものではなく、治療期間が長引くことが多いので、あせらず根気よく治療することが大切です。

顎関節症と勘違いする慢性関節リウマチや耳下腺炎、三叉神経痛など、紛らわしい病気もありますから、自己診断は禁物です。

十数年前から十代の子どもにも症状が見られます。日本の子どもは欧米に比べ顎関節症が少なかったのですが、年々増加の傾向にあります。軟らかいものを好んで食べることが、顎の筋肉を弱くしているのではないかとも推測されています。

小さいときからしっかり噛む習慣をつけることが、顎関節症の予防にもなります。テレビを見ながら正面を向かずに食べたり、唇を閉じないで行儀悪く食べることは、悪い噛み合わせをつくる原因になります。

普段から正しい姿勢で正しく噛む、そして、口の健康に気を配ることを家族で心がけましょう。

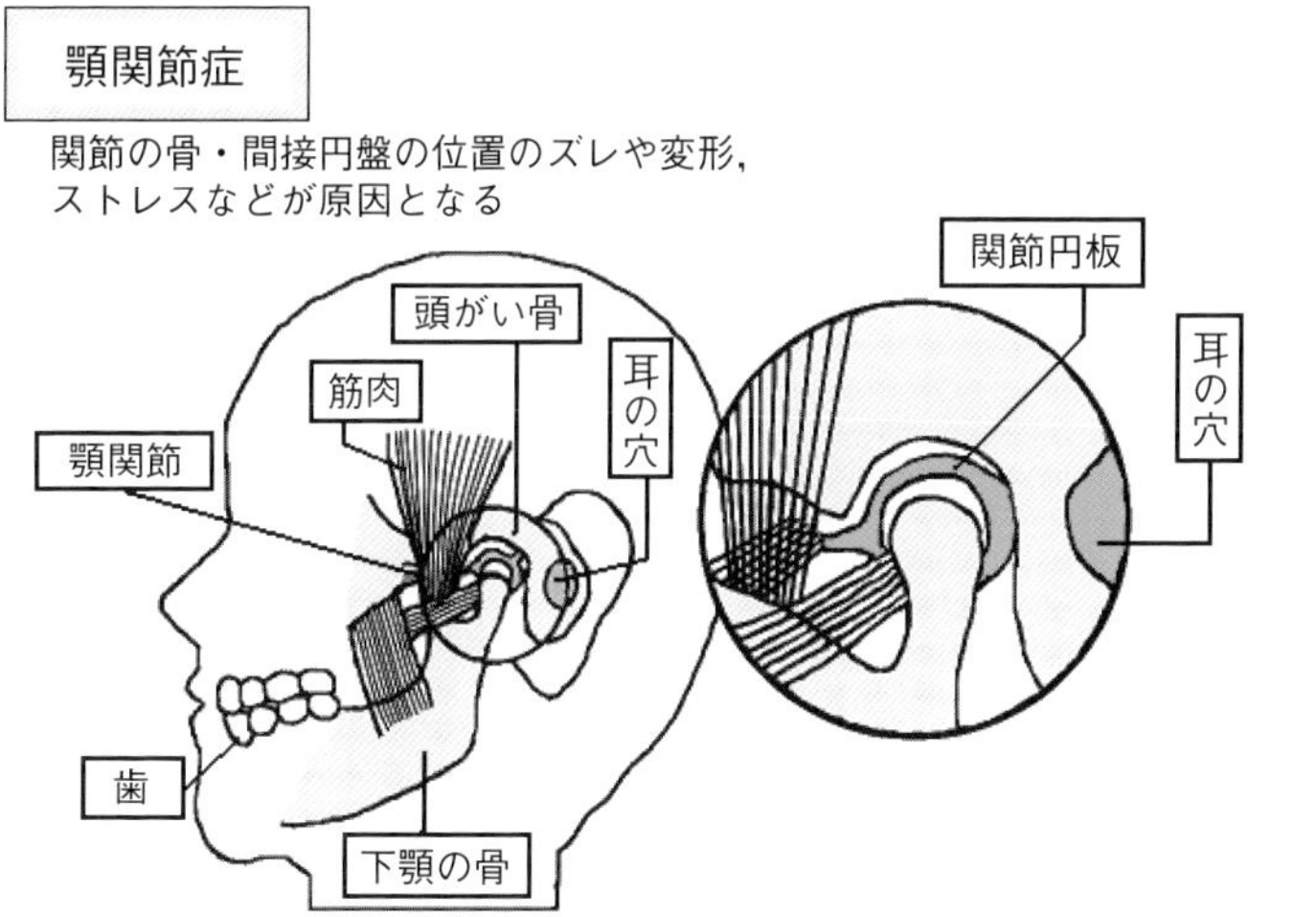

関節の骨・間接円盤の位置のズレや変形,
ストレスなどが原因となる

（朝日新聞社編：患者のための歯科のすべて．朝日新聞社．1987．改変）

263－00303

16. 親知らずは抜く、抜かない？

状態により異なる対応

「親知らずは、必ず抜かなければならないのでしょうか」というお手紙をいただきました。そんなことはありません。ただ、どんな「親知らず」なのかが問題になってきます。

この歯は、子どもが親から独り立ちする十代後半に生えてくる歯なので、「親知らず」とよばれています。正式には「第三大臼歯」といい、いちばん奥の上下左右に生えてくる歯です。日本人の五～六割の方では横向きに生えるので、その場合には、さまざまな障害が起こります。

まず、歯の周りの歯ぐきがかぶさり気味になるので、嚙むときに痛むことがあります。また、奥歯なのでプラークや食ものがたまりやすく、細菌の格好のすみかになります。虫歯になったり、炎症を起こし腫れて痛み、ひどいときには、状態にもよりますが、抜くことで改善させます。

みなさんは、疲れたり体調が悪いとき、親知らずの周りの歯ぐきが腫れて痛みませんか？　このとき歯痛止めの薬で抑えている方も多いようですが、それは一時しのぎでしかありません。そのままにしておくと、周囲の歯まで悪くしますので、すぐ歯科医院で診てもらうことをお勧めします。

また、親知らずが生えるときは、他の歯や顎の関節にまで力が加わり、歯並びが変わることもあるので注意が必要です。親知らずの生え方は、ない方もいますし、左だけとか、上だけだとか、四本すべてとか変則的です。また、表に出ないで歯ぐきの中に埋もれている場合もあります。

これらは、パノラマという大きなエックス線写真で調べます。歯科医院で、ご自分の親知らずの状態を教えてもらいましょう。

親知らずは、「必ず抜かなくてはならない歯」ではありません。正常に生えている場合は、親知らずが虫歯にならないよう、日ごろからしっかりブラッシングしていれば大丈夫です。

歯ブラシが届きにくいので、小さめのものを使い、手鏡や歯鏡で確認しながら磨きましょう。赤ちゃん用歯ブラシやワンタフトブラシを使うと、磨きやすいと思います。こうした特殊な歯ブラシは、最寄りの歯科医院で購入できます。

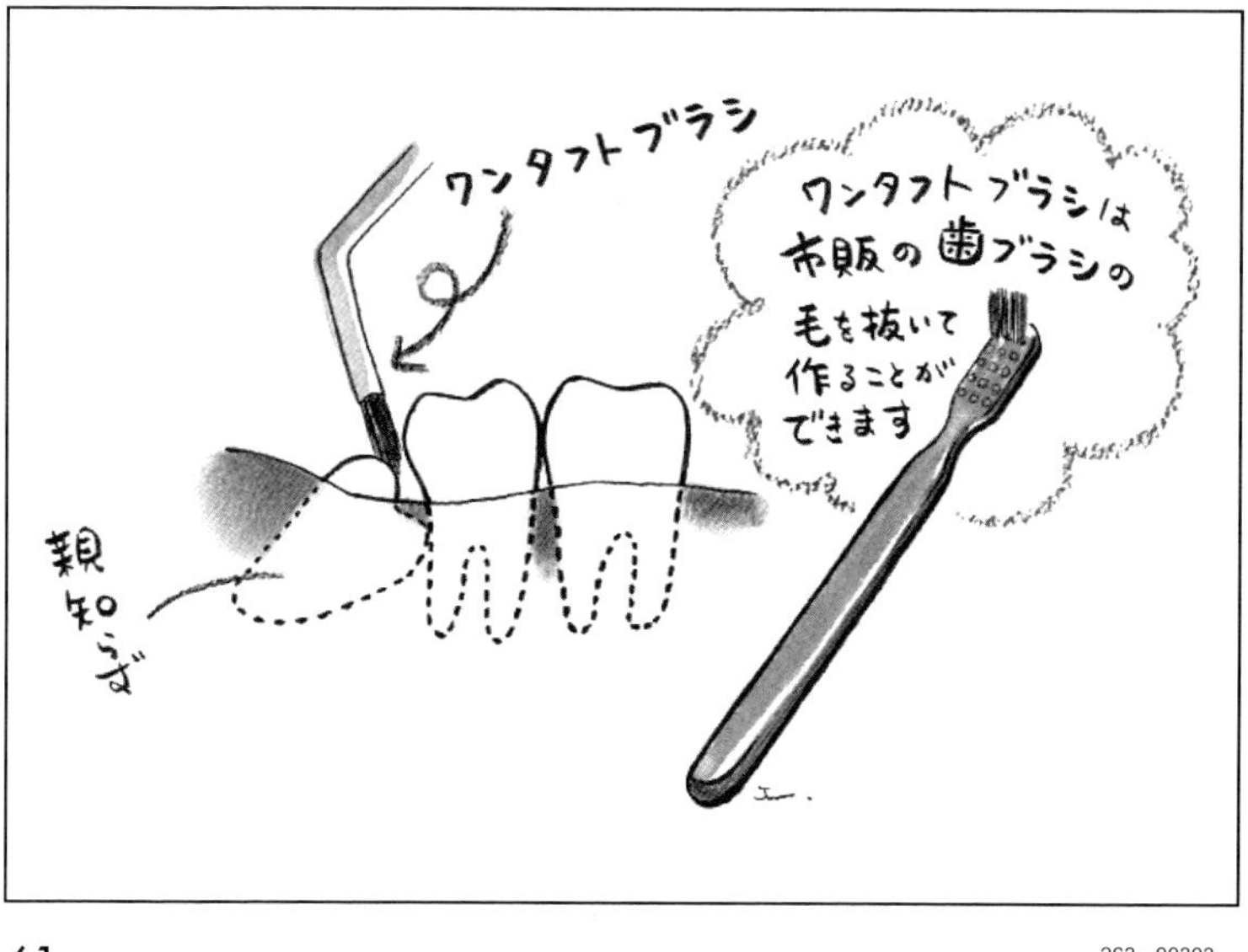

17. 歯を抜く場合

放置すれば周囲に影響する

私は、歯は臓器だと思っています。ですから、歯を抜くことは肺や臓器を摘出するのと同じように悲しいことだと思います。歯医者さんも、できるだけ歯を残したいと頑張りますが、ときにはどうしても残せないこともあります。たとえば、

①大きな虫歯で、処置しても保存できない。

②歯根の先端に大きな病巣があり、治療しても保存できない。

③歯槽膿漏の末期で、歯を支えている骨がほとんど溶けてなくなっている。

④正しくない位置に生えている親知らず。

⑤隣りの健康な歯や歯周組織に障害を及ぼす過剰埋伏歯（歯を支えている骨の中に埋もれた余分な歯）。

⑥永久歯の萌出の妨げになる乳歯。

⑦矯正治療のために必要な場合。

⑧入れ歯をつくるために必要な場合。

⑨根が二つに割れてしまった歯。

このような場合は、残念ですがあきらめざるをえません。

抜歯を遅らせると、予後が悪くなったり、ほかの歯に悪影

響を及ぼすこともあるので、歯科医師の判断に従いましょう。やむをえず歯を抜かなければならないときは、次の点に注意してください。

①寝不足、疲労は貧血を起こしやすいので、前日は十分に睡眠をとっておきましょう。

②空腹だと気分が悪くなることがあります。あらかじめ消化のよい食事をとっておきましょう。ただし、抜歯直前の食事はよくありません。

③これまでに体験した大きな病気や、いま服用している薬、当日の体調をきちんと伝えましょう。

歯を抜いたあとは、清潔なガーゼをロール状にして、三十分くらいしっかり噛んで止血します。激しいうがいのほか、指や舌で傷口に触れると、せっかくできているカサブタを剥がすことになるので注意しましょう。

また、抜いた日は激しい運動や入浴、アルコールは避けてください。腫れを冷やすとき、氷はよくありません。水で濡らしたタオルを使いましょう。

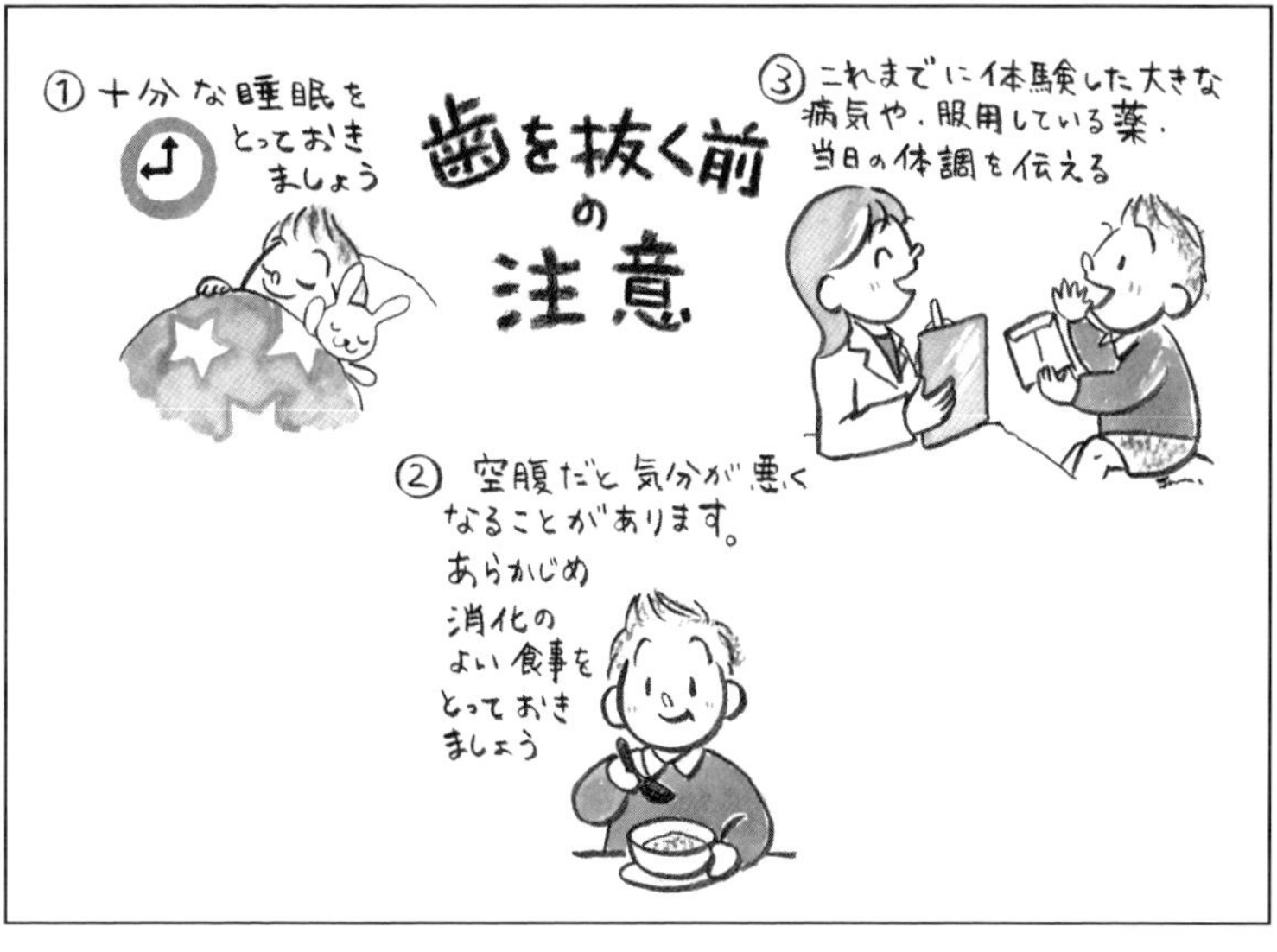

263－00303

③ 育児と子どもの歯と口

1．妊婦と口腔衛生

胎児のためにも清潔に

妊娠時には口腔内に変化が現れます。その症状と予防についてお話しします。

俗説に、妊娠すると赤ちゃんに歯のカルシウムを取られるため、子どもを一人産むと歯が一本ダメになるといわれますが、そんなことはありません。しかし、虫歯や口内炎、歯周疾患になりやすくなるのは事実です。原因は、唾液が酸性に傾く、間食の回数が増える、つわりの影響で歯ブラシを口に入れると吐き気をもよおすので手入れが行き届かないなどです。

口の中が汚れていると、女性ホルモンの影響により歯肉炎になりやすくなります。出産後、自然に治る場合が多いのですが、出血するからといって歯を磨かなければ悪化します。一本ずつていねいに磨きましょう。

吐き気をもよおすときのブラッシングは、においや刺激の強い歯磨剤は避け、小さめの歯ブラシ（赤ちゃん用）を使います。まず、奥歯を噛んだまま歯の表側、上顎と下顎の歯と歯ぐきの境目をしっかり磨きます。次に裏側。下を向き口を軽く開け、前歯から奥歯へと磨きます。歯と歯の間も虫歯になりやすいので、糸ようじを使って予防しましょう。

朝起きたときは特に気分が優れないことが多いので、気分のよいときを見つけて時間をかけてしっかり磨きましょう。

「妊娠中の歯科治療が不安」という質問もよくいただきます。

これは結婚式の前にエステに行くのと同様、妊娠前に歯科医院に通って一通りの治療を受けておくのが一番です。もし、妊娠中に歯や歯ぐきが悪くなった場合も、安心して受診してください。虫歯で食事がとりづらかったり、重症な歯周疾患は、胎児にとっても好ましくありませんから、早く治療することをお勧めします。

よくみなさんが心配するエックス線撮影も、歯科医療においての被曝は微量であり、鉛入り防護エプロンを使用するとさらに百分の一程度にエックス線を低減します。照射部位も子宮から離れており、直接子宮方向へエックス線が向くことはほとんどありませんので、胎児には問題ありません。

部位	実効線量（mSv）	胎児の被曝線量（mSv）
1 年間の自然放射線	2.4	
腹部直接撮影	0.13	0.01 以下
腰椎撮影	0.78	0.35
胃透視	4.15	0.22/分
CT（頭部）	1.09	0.005 以下
歯科標準撮影	0.0163 ～ 0.0391	左の数値より照射部位が離れているので小さい
歯科パノラマ撮影	0.0399 ～ 0.0436	同上

（村上秀明：デンタルハイジーン別冊　もっと生かそう X 線写真．医歯薬出版．1997．改変）

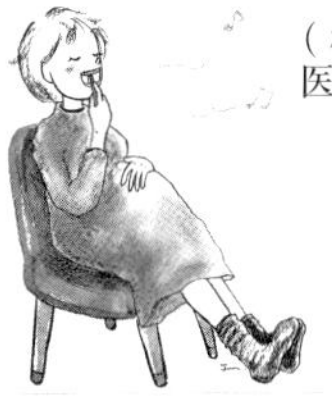

263－00303

2. 赤ちゃんのお口

母乳育児で自然な味覚

赤ちゃんのお口のケアについてお話しします。

赤ちゃんの歯は、六～八カ月ごろから生え始めるので、それまでは特にケアの必要はありません。けれどもぜひお願いしたいのは、できるかぎり母乳育児をすることと、自然の味覚を覚えさせておいてほしいということの二点です。

栄養、免疫、口腔機能の促進から、母乳が人工栄養より優れていることはよく知られています。お母さんの健康と心の安定においても一役買っています。

しかし、母乳で育てたいと思っても、赤ちゃん、おっぱい、環境など、さまざまなトラブルにより、困難な状況が訪れることがあります。

そんなお母さんに、母乳育児をサポートしているサークル、団体もたくさんあります。保健センターへの相談あるいはインターネットなどものぞいてみてください（母乳育児支援研究会など）。

おっぱいの次に口にするものは、昔はほとんどが番茶か湯冷ましでした。しかし、いまは赤ちゃん用のイオン飲料やスポーツドリンクが増えてきました。それが原因でお茶や水が嫌いという子どもも増えています。もちろん、虫歯になりやすいので、その点でも好ましくないのです。

また、生涯の健康について考えた場合にも、お茶や水がおいしく飲める味覚を獲得することは大事です。スタートが肝心です。

ほ乳瓶を使うときは、乳首を選びましょう。私は、赤ちゃんの口の中でお母さんの乳首に似た形になるものを使いました。

卒乳の時期についてはさまざまな意見がありま す。一歳をすぎたら虫歯になるので断乳しようと勧める方もいます。しかし、母乳とお粥などの離乳食では、特に差があるわけではありません。

母乳を飲んでいる時期に清涼飲料やお菓子など、砂糖が入ったものをとると、非常に虫歯になりやすくなるのです。生え始めのころは、特に上の前歯が虫歯にかかりやすいので、やさしく磨いてください。ガーゼで拭くだけでは、プラークは落とせません。

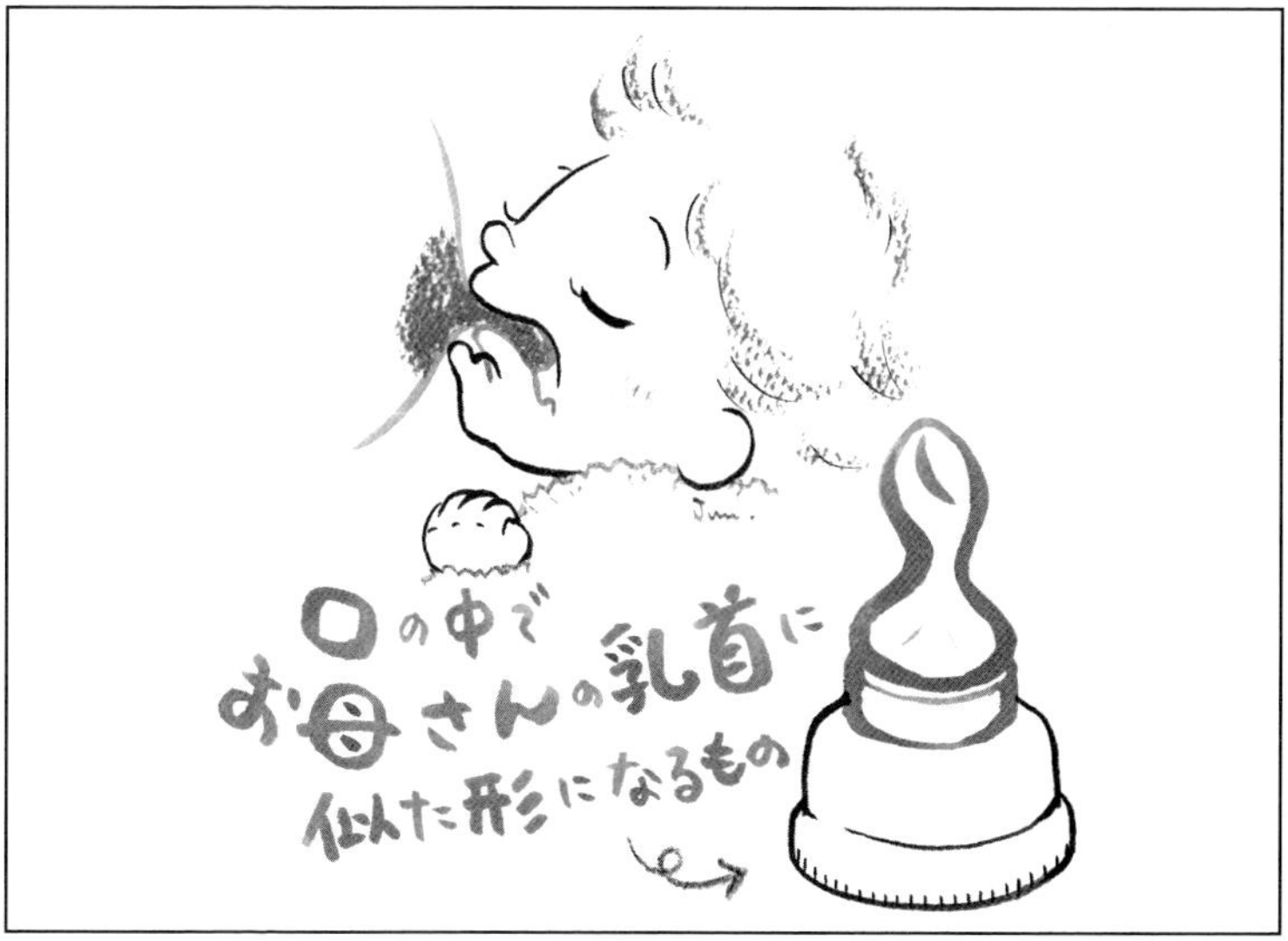

263-00303

3．乳児期のしつけ

よく噛み上唇を鍛える

テレビなどでかわいい白い歯がこぼれる幼い子の笑顔を見ると、思わず微笑んでしまいます。今回は乳児の歯についての話題です。

まず、歯が生え始める時期については、非常に個人差があります。平均的な時期は六〜八カ月ごろですが、三カ月で生える子もいれば、一歳になってようやく生える子もいます。遅くても心配はありませんが、一歳をすぎても生えない場合は、歯科医師の診療を受けてください。

歯の生える順番にも個人差があります。まず下の前歯二本、上の前歯二本、次にその両横、そして三番目の犬歯をとばして奥歯、最後に犬歯と五番目の奥歯が生えるというのが一般的な生え方です。三歳前後に乳歯二十本が生えそろいます。二本の歯がくっついた「癒合歯」が生えたり、歯の数が足りない場合もありますが、特に心配ありません。

指しゃぶりが歯並びを悪くするのではないかという相談もよく受けます。三歳前後にやめば、まず大丈夫です。早い時期に無理にやめさせると、ほかの悪い癖がつくこともあります。成長とともに、友だちと遊ぶなど外の世界に興味がでれば、徐々にしなくなるものなので、叱らずに見守りましょう。

この時期の食事では、上唇を鍛える工夫をします。スプーンを上唇に押しつける食べさせ方ではなく、自分で上唇を伸ばし食べものをとるようにさせましょう。

前歯を使って噛み切れるものを与えることも大切です。たとえばスプーンを使う前の時期、手づかみで食べられるもの、果物であれば一口サイズにせず、大きく切って持たせる、また、おなかをすかせて食べさせることも大切です。おなかがすいていれば、当然しっかりと噛んで食べます。

また、一歳の誕生日を目標に、コップで水が飲めるようにしましょう。唇の力がつきます。

食後には歯ブラシを持たせましょう。このころはなんの抵抗もなく歯ブラシを口に入れます。磨くことはできませんが、歯ブラシの感触に慣れ、ブラッシング習慣の第一歩になります。

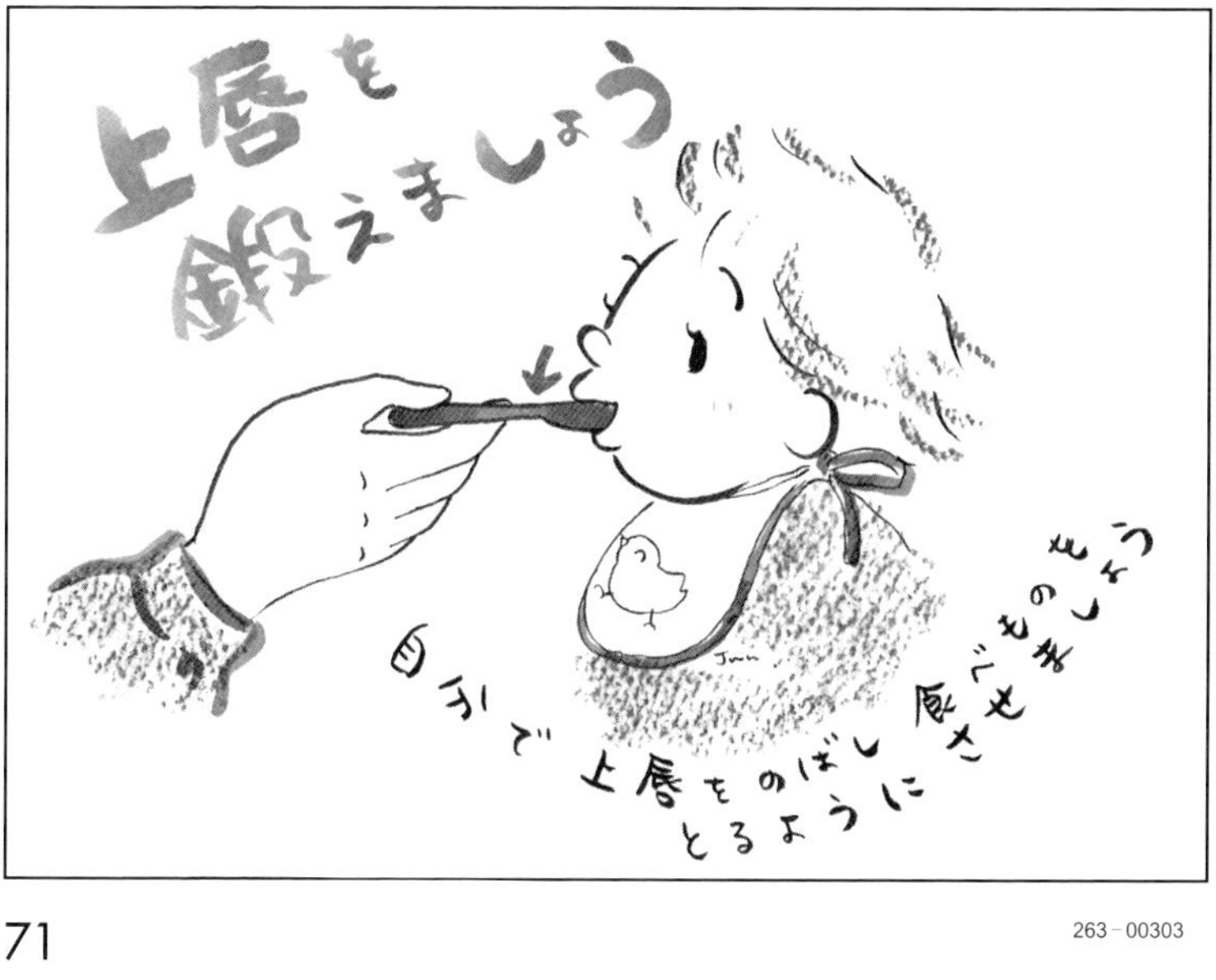

4．仕上げ磨きのすすめ

六歳臼歯がそろうまで

子どもの虫歯予防において一番大切なことは、親の仕上げ磨きです。いつ、どのように磨けばよいのか、いつまで必要なのか。今回は小さなお子さんをお持ちのお母さんへの「仕上げ磨きのすすめ」です。

大人でも、毎日ブラッシングしているにもかかわらず、虫歯になってしまうことがあります。そのくらいブラッシングは難しいもので、小さな子どもにとっては、なおさら。本人に任せきりにはできません。仕上げ磨きは寝る前にするのが最も効果的といえます。無理なら一日一回、子どもの機嫌のよいときから始めましょう。スタイルは寝かせ磨きがよいでしょう。幼少の時期は嫌がる子も多いようですが、お乳を飲ませるようにだっこして磨けば、うまくいきます。

私は二人めの子の妊娠中には、子どもを歯科医院で治療するときのようにテーブルに寝かせ、私はいすに座って磨いていました。子どもの頭が安定して、歯が奥までよく見えます。とにかく、親子とも楽であればよいのです。

歯ブラシは、子どもが使うものとは別に仕上げ専用の歯ブラシを準備します。できるだけ小さく、毛先の開いていないものがよいでしょう。持ち方は鉛筆を持つようにして、歯をよく見ながら上下の表、裏、噛み合わせをていねいに磨きます。

とりあえず、六歳臼歯四本が生えそろうまでは毎日磨いてあげたいものです。上の奥歯の歯と歯の間に糸ようじが使える技術が身につけば、しっかり磨けているといえるでしょう。早く子どもの仕上げ磨きから開放されたいと思っているなら、子どもが上手に磨けるように頑張って!

仕上げ磨きを卒業しても、十二歳臼歯が生えそろう小学五〜六年生のころまでは、ときどき点検が必要です。優しく磨いてあげると、眠たくなるほど気持がよいもの。スキンシップのラストチャンスになります。同時に爪や耳の点検をしてあげるのもよいでしょう。

虫歯のないしっかり噛める永久歯ができあがれば、仕上げ磨きの役割はおしまい。目標は、自分で自分の歯が守れる子どもに育てることです。

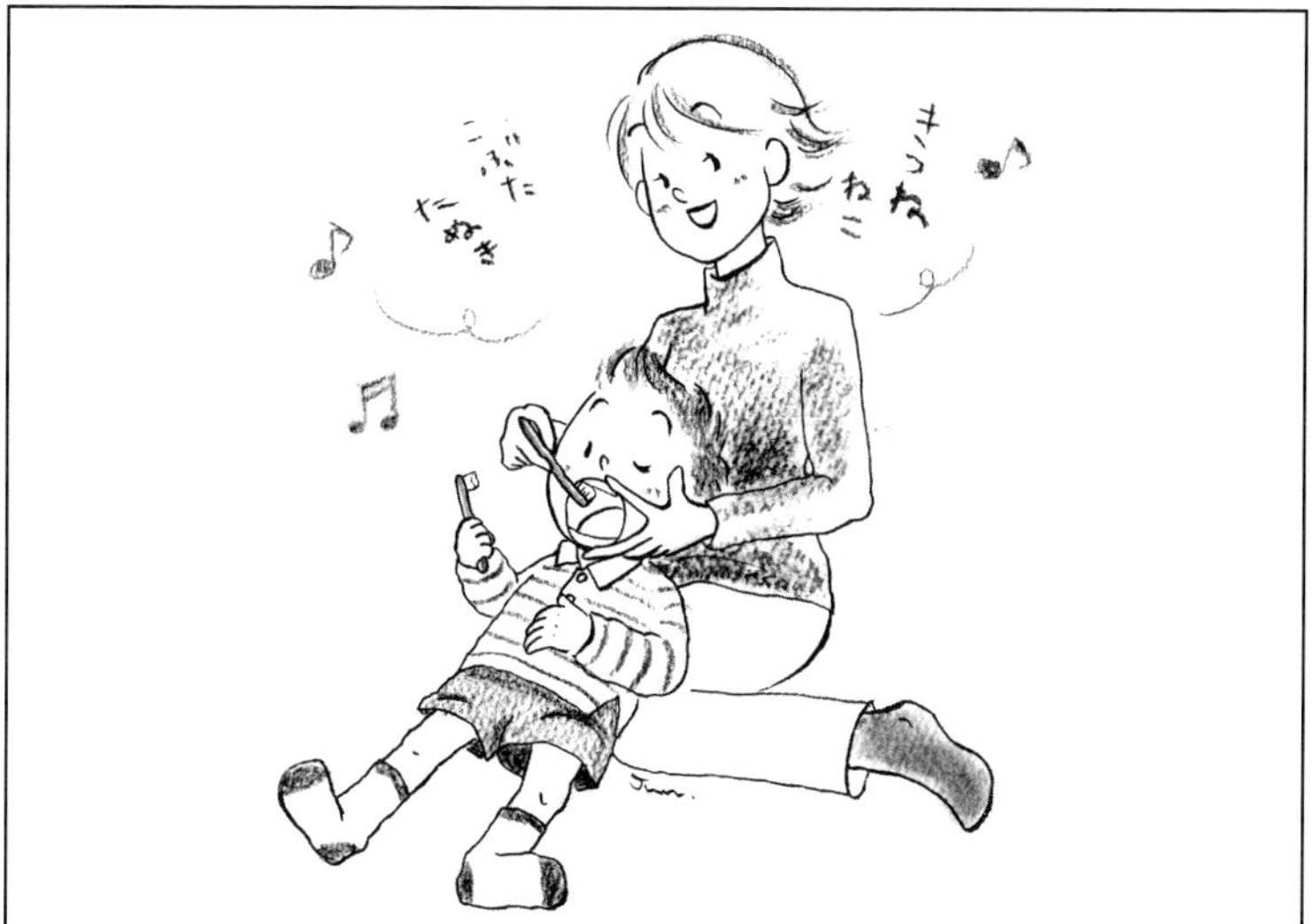

263－00303

5. 楽しくブラッシング

遊び感覚も取り入れて

仕上げ磨きの大切さは、みなさんよくご存じのところです。でも、子どもに泣き叫ばれると押さえつけてでもやらないといけないのかと、疑問に思っているお母さんも多いようです。

子どもがブラッシングを嫌がる原因を探ってみると……。

①痛いとき。歯ぐきを強い力で磨いたり、上唇小帯（上唇から前歯にかけて伸びているひだ）に歯ブラシを引っかけて磨いている場合です。場所をよく確認して、優しく時間をかけて磨きましょう。

②苦しいとき。歯ブラシが口に入ると、うまく呼吸できないことがあります。時間はかかりますが、休みながら一～二歯ずつ磨きましょう。

③気分がのらないとき。遊びたいとか眠いときは無理ですから、時間をずらしましょう。

④短い時間でも子どもは、楽しくなければ逃げ出そうとします。遊び感覚でできる仕上げ磨きを工夫しましょう。たとえば、ぬいぐるみで歯磨きごっこをしながらとか、ブラッシングの絵本を見せながらとか、テレビのブラッシングシーンに合わせて磨くとか。また、子どもに手鏡を持たせ、口の中

を見せながら磨くのも効果的です。

わが家では「こぶた・たぬき・きつね・ねこ」という歌に合わせて磨きました。楽しく磨けたので、ご紹介します。

口の中を上下左右に四分割し、左上をこぶた、右上をたぬき、左下をきつね、右下をねこ、と決めます。歌に合わせ、表側、裏側、噛み合わせ、最後は上の前歯の歯と歯の間をかき出すように磨きます。全部で一分間です。

〈表〉左上・こぶたこぶた／右上・たぬきたぬき／左下・きつねきつね／右下・ねこねこ

〈裏〉左上・こぶたこぶた／右上・たぬきたぬき／左下・きつねきつね／右下・ねこねこ

〈噛み合わせ〉左上・ブブブブブ／右上・ポンポコポンポンポコポン／左下・コンコンコンコン／右下・ニャーオンニャーオン

〈上の前歯の歯と歯の間〉ブブブ……・ポンポコポン……・コンコン……・ニャーオン……

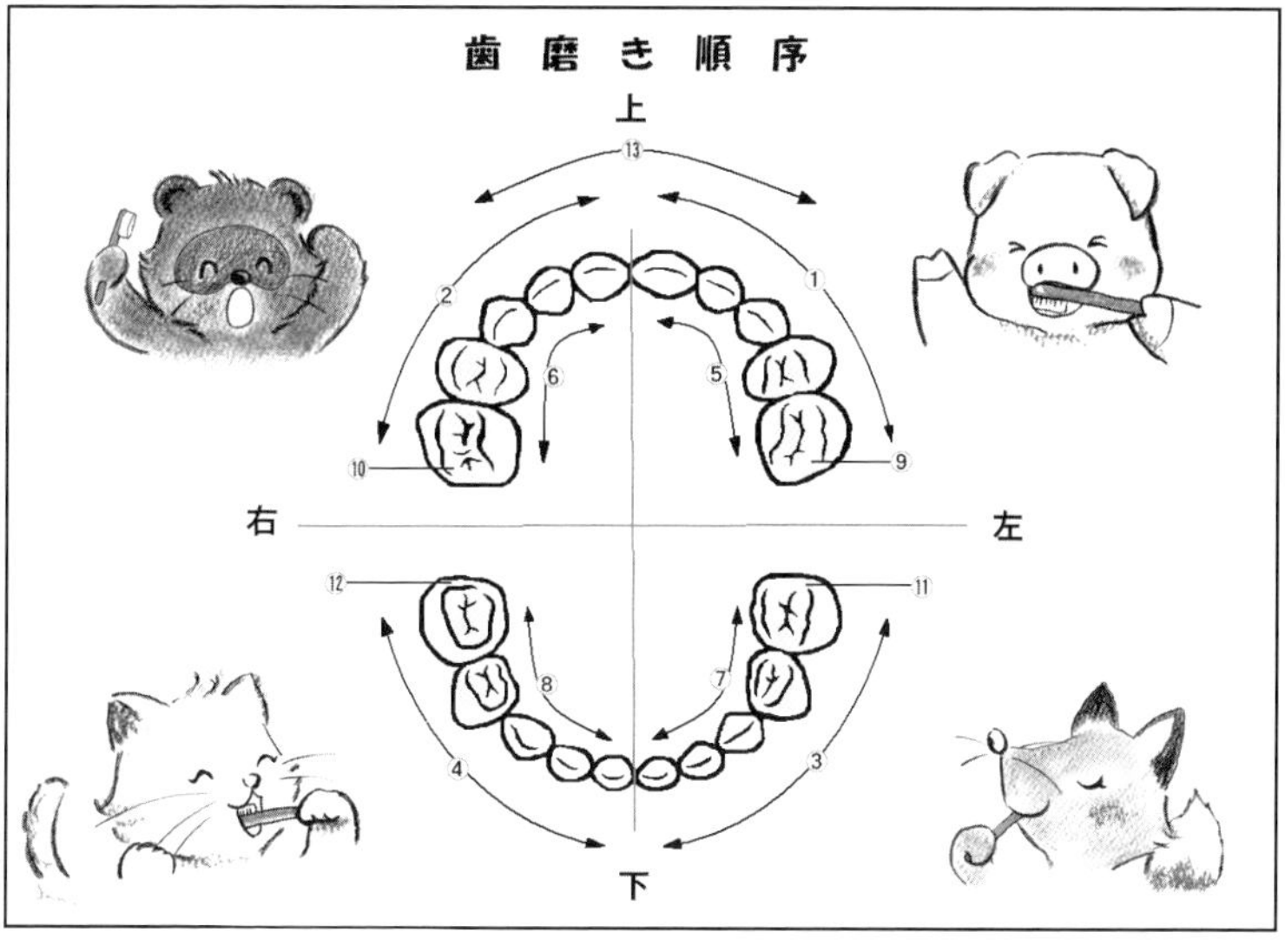

263－00303

6. 六歳臼歯の重要性

最初に生える「歯の王様」

第一大臼歯は、真ん中から数えて六番目の上下左右に四本ある大きな歯です。この歯は六歳ごろに生える最初の永久歯、六歳臼歯ともよばれています。この歯は噛む力が一番強く、歯並びの基本となる歯なので「歯の王様」といわれています。けれども、この歯は二十本ある乳歯の奥に生えてくるため、萌出に気づかないことが多く、また、萌出途中は背が低いので歯ブラシが当たりづらくブラッシングが行き届かないため、噛み合わせ部分にたくさんある溝が虫歯になりやすくなります。

六歳臼歯の虫歯予防のポイントをお話しします。

①常にこの歯の萌出に注意し、歯ぐきからポッンと頭を出した時点で、子どもさんに大事な歯であることを鏡で見せながら教えましょう。下顎から先に萌出します。

②夜、大人が仕上げ磨きをしましょう。歯ブラシは赤ちゃん用か仕上げ磨き用など、小さいもので。他の歯より一段低いので、横から磨きましょう。

③萌出して三年間くらいは歯質が弱く虫歯になりやすいので、甘いお菓子や清涼飲料水には気をつけましょう。三年たてば、タケノコが竹になるように歯質も強くなります。

④虫歯になる前に、歯科医院で以下のような専門的な予防処置を受けることもできます。

★噛み合わせの部分が萌出した時点で、フッ化物入りのセメントを溝に埋め込みます。セメントはブラッシングなどにより徐々にすり減りますが、上から補充できます。

★生えきれば、溝にシーラント（セメントより硬いプラスチック）を施し、表面にフッ化物を塗ります。さらに歯と歯の間に糸ようじを使ってサホライドという強力なフッ化物を塗り、光処理すれば安心です。

六歳臼歯が四本とも生えそろうまでには二〜三年かかるので、年に数回の定期検診が必要です。子どもが十二歳になるころ、六歳臼歯の後ろに萌出する第二大臼歯四本への対策も必要です。

歯は一度治療すると寿命が短くなります。永久歯が真に「永久」の歯でありうるよう、生え始めの子どもの歯は親が全力で守ってあげたいですね。

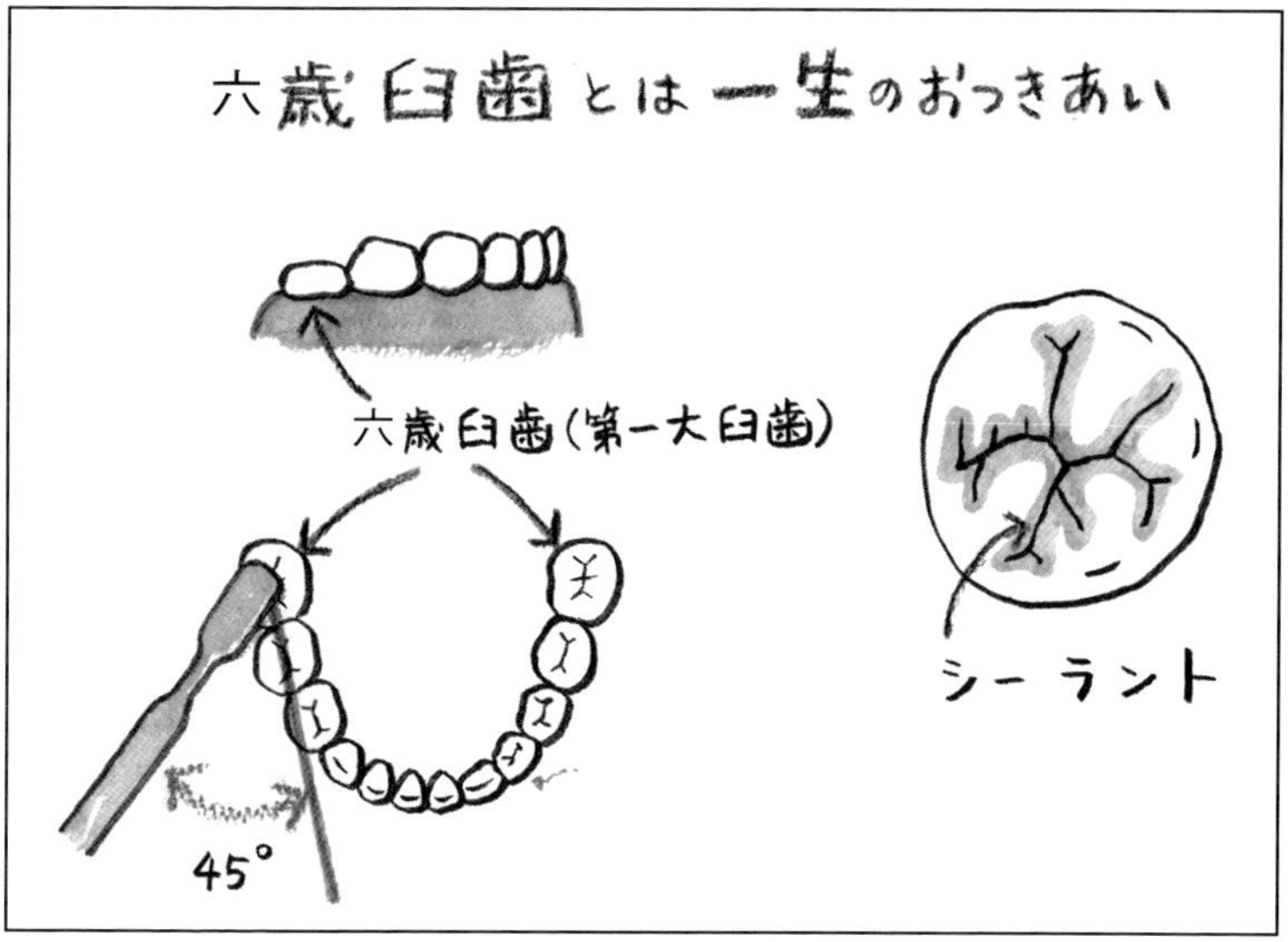

263-00303

7. 虫歯予防としつけ

5セットを習慣にする

春は子どもたちにとって節目の季節。入園、入学を控えるお母さんは、いろいろと心配ですね。虫歯予防のしつけも気になるところでしょう。

虫歯があると、激しい痛みがなくても気分はすぐれません。毎日を快適に過ごさせるためにも、おいしく食事を食べるためにも、できてしまった虫歯は早く治療しましょう。

ブラッシングは、おやつのあとも含め毎食後必要です。ブラッシングを無理なく子どもにしつけるには、家庭での食事を「手を洗う・いただきます・よく噛んで食べる・ごちそうさま・歯を磨く」の五セットを習慣にしてください。当然、家族全員の協力が必要です。外食の場合はうがいだけでも。

生活のリズムは「早寝早起き・四回食・外遊び」。これは歯の健康とは無関係のようですが、何より大切なしつけです。

夜更かしする子どもは、寝る前に虫歯の原因となる甘いお菓子、ジュース、アイスなどを食べることが多くなります。早起きができなければ、朝ご飯をしっかり食べられないし、ブラッシングもきちんとできません。外遊びは元気な体をつくるのと同様、丈夫な顎をつくります。

四回食の一回は、子どもたちの大好きなおやつにします。おやつは、三回の食事でとれない栄養を補う間食だと考えましょう。おやつにお菓子をたらふく食べ、肝心の食事ができなくなるのは、歯にとっても体にとっても残念なことです。

子どもの虫歯は、甘いお菓子やジュース類を口にする回数に比例します。量と時間を決めて食べさせるようにしたいものです。

明石市の小児歯科のデータに注目すべきものがあります。歯科治療を受ける三～五歳の子どもの中で、泣かないで治療を受けられたのは、おやつの時間を決めている家庭の子どもに多かったそうです。

ダラダラとほしいままに食べるのではなく、決められた時間まで待つことが、治療を我慢する力になっているのだと思います。

親の生活は、必ず子どもに影響します。「子のしつけ考え、わが振り直せ」。

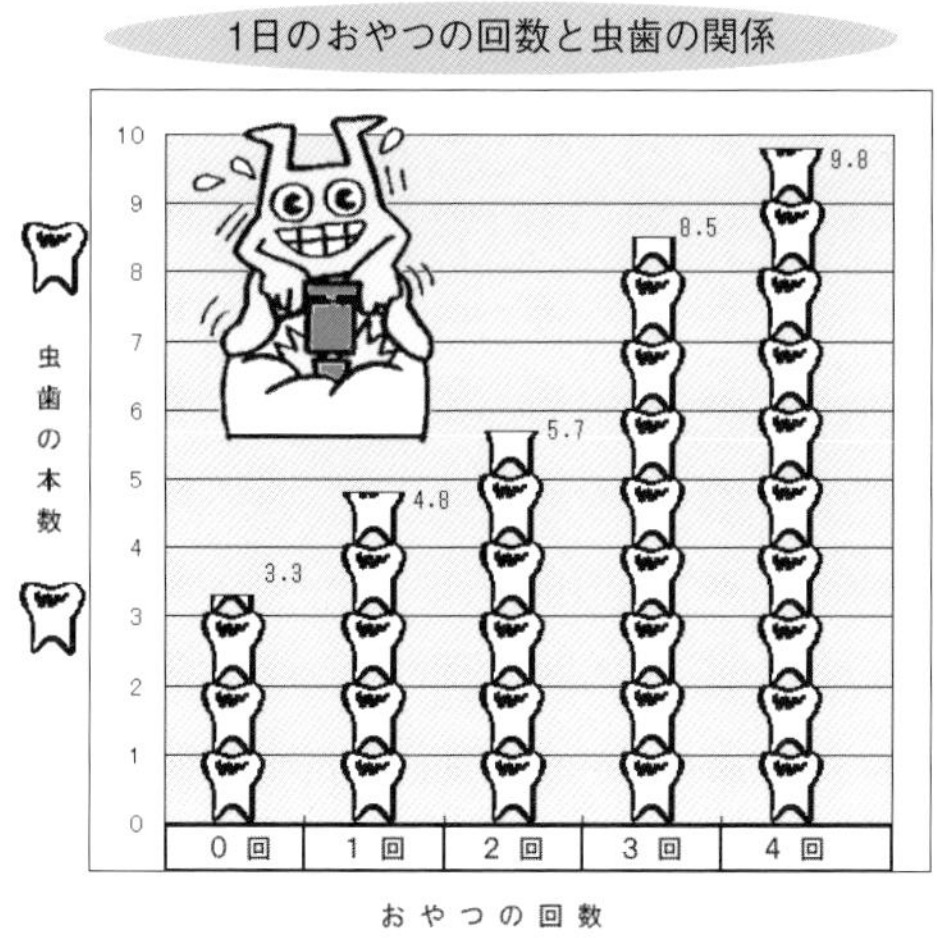

(Weiss, R.L., et al.： Health, 50. Am. J. Pub.： 1097, 1960. 改変)

263－00303

8. 夏休みの過ごし方

糖分を控えて健康的に

子どもたちにとってうれしい夏休み。この期間、気をつけたいのが「夏休みの虫歯」です。
▽家で過ごす時間が長くなる分、だらだらとおやつを食べる、▽友だちの家を渡り歩いてお菓子を食べる、▽清涼飲料水やアイスクリームを食べる回数が増えるなどなど、夏休みには、虫歯になりやすい悪い環境になってしまいがちです。
実は、これらを予防する三つの原則があるのです。それは、お菓子や清涼飲料水を「買わない、もらわない、つくらない」。しかし、コンビニや自販機があちこちにある今日、わかっていてもそれらを守るのがむずかしいのが現実です。

そこで、子どもさんのいるご家族に、六つの提案があります。一つでも多く実行してください。
①清涼飲料水の買い置きをしない。
②冷蔵庫には常に冷たい水か、お茶を入れておく。
③やむをえず清涼飲料水を飲むときは、氷をいっぱい入れる。清涼飲料水の量は半分になり、満足度は同じです。最後に氷を食べれば、口に残った糖分が多少は流されます。
④親同士が「おやつの飲みものはお茶か水」協定を結ぶ。

⑤出かけるときは、お茶か水を入れた水筒を子どもに持たせる。

⑥アイスクリームやチョコレート、飴類など糖分入りのおやつは、なるべく食べさせない。

夏のおやつは果物でつくるアイスキャンディーが最適です。バナナ、イチゴ、ミカン、ブドウなどお好みの果物でお試しください。

つくり方は、まず果物を一口大に切り、ようじで刺し、それを一つずつラップで包み、冷蔵庫で凍らせればできあがり。カクテルグラスにミントの葉などと盛りつければ、おしゃれなデザートになります。

「お茶は何茶がよいのですか？」という質問もよくいただきます。麦茶、日本茶、紅茶、中国茶など、お好みでなんでもよいのですが、強いていえば、番茶やウーロン茶には、虫歯を予防する成分が多く含まれています。特に番茶には、緑茶の何十倍ものフッ化物が含まれているのです。

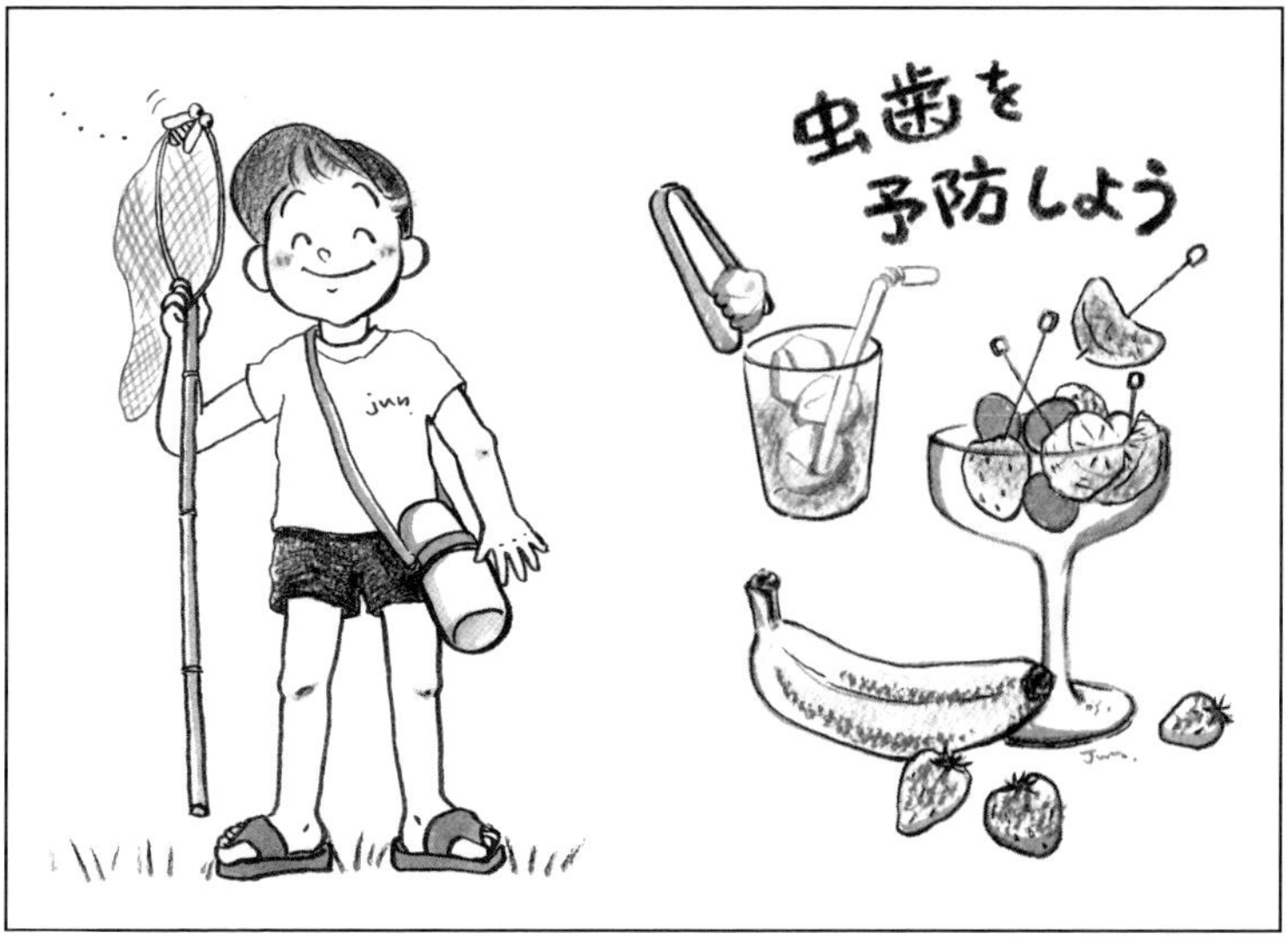

263-00303

9．歯が溶ける

酸性度の高い飲みものに注意

冬といえば風邪、その症状は、吐き気があったり、下痢だとか、脱水症状など……。心配な症状が出たとき、何を飲みますか、また飲ませますか。

一昔前なら、水、番茶といったところでしょうが、いまは多くの方が、スポーツドリンクとかイオン飲料を飲んでいるようです。現に、小児科のお医者さんも、吸収のよい、これらのドリンクを勧めています。

では、喉（のど）が乾いたときには何を飲みますか。

病気のときにもよいのだからと、普段からスポーツドリンクやイオン飲料を飲む方が増えているとか。その結果、年齢を問わず、虫歯の方が増えているのをご存じでしょうか。

たとえば、ほ乳瓶でこれらのドリンクを飲むのが習慣化している幼児では、一歳半健診のとき、すでに上の前歯が虫歯になっていることがあります。ひどい場合は、ほとんどの歯がなくなっていることも。スポーツ少年団などで水代わりにスポーツドリングを飲んでいる子にも虫歯が多いようです。

また、要介護高齢者も日常の水分補給に使っていて、重症の虫歯になっていることもあります。

以前、虫歯は細菌が出す酸が原因と書きましたが、実はPH（酸性度）が五・四以下になると、歯が溶け出します。スポーツドリンクなどには、ベビー用であっても歯を溶かすだけの酸度が十分あります。もちろん、炭酸飲料、乳酸飲料、果汁一〇〇％ジュースであっても同じです。

古い十円玉をスポーツドリンクに二〜三時間浸すと表面の銅が溶けて、ピカピカに輝いてきます。

このように書くと普段から食べている酢のもの、酸っぱいミカン、リンゴの酸はどうなのか心配されると思いますが、それは大丈夫。これらは噛んで食べますから、そのとき分泌される唾液が、歯を守ってくれるのです。

上手に使えば非常にありがたいスポーツドリンクですが、お茶やお水の代わりにいつも飲んでいると、虫歯になる危険性があります。また、赤ちゃんのときから飲ませていると、お茶やお水の嫌いな子どもになることがあります。

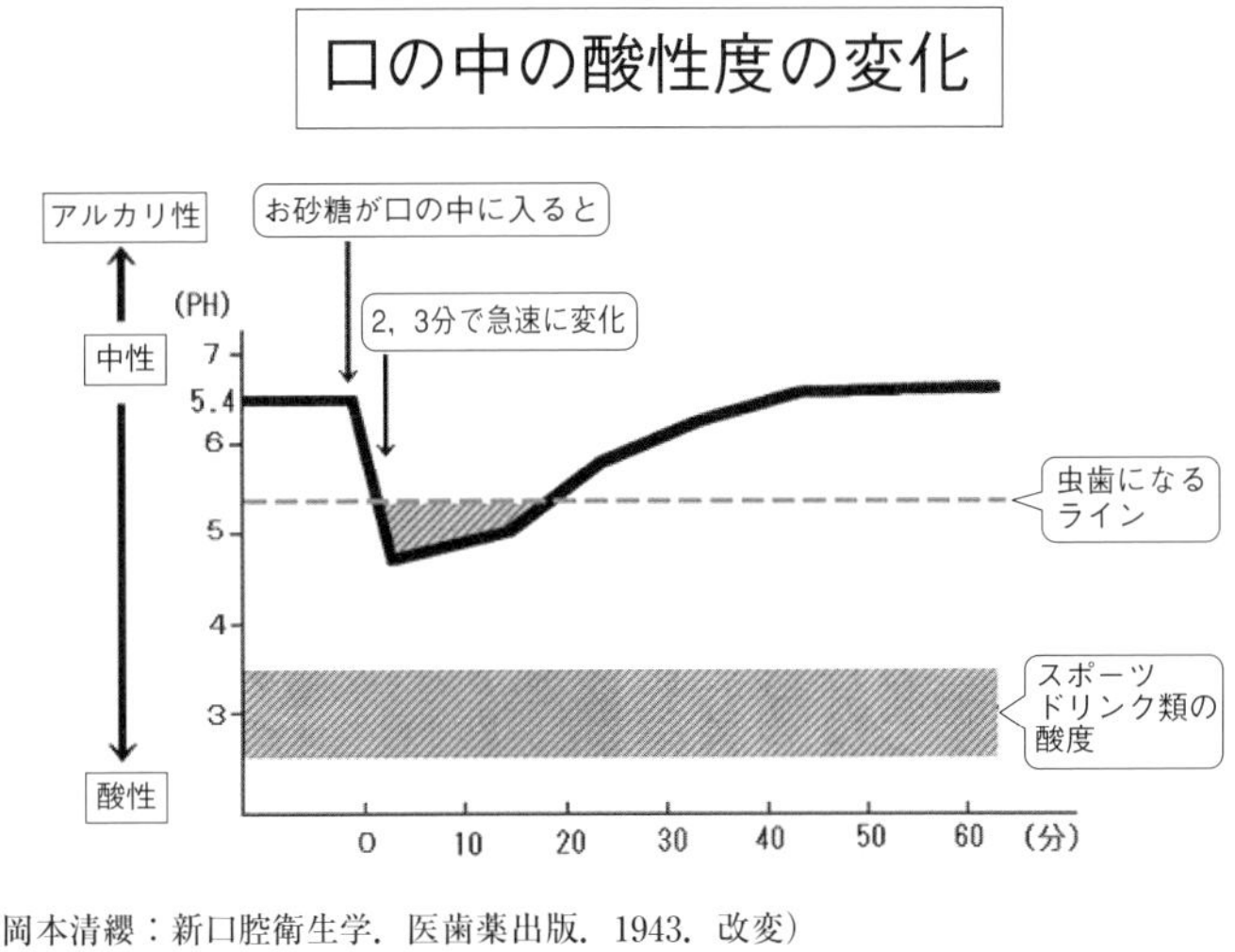

（岡本清纓：新口腔衛生学．医歯薬出版．1943．改変）

263－00303

10. 清涼飲料水を科学する

こんなに甘い缶の中身

ある三百五十ミリリットルの清涼飲料水の砂糖の量を調べてみました。するとなんと細いペットシュガーなら十三本分にあたる三十九グラム、ペットボトル（一・五リットル）なら五十六本、百七十グラムもの砂糖が入っていたのです。

こんなにカロリーがあるのですから、食欲が落ちるのも当然。毎日飲み続けると、肥満の原因にもなります。もちろん、虫歯、歯肉炎、歯槽膿漏の大きな原因です。ちなみに子どもの糖分摂取量は一日三十グラムが目安です。一日の料理に約二十グラム使われていますから、一本飲めば優にオーバー。飴やチョコレートなどのお菓子の糖分は気にしているようですが、多くの方が飲みものには無頓着のようです。

清涼飲料水の砂糖の量を調べるには、「手持屈折計」という機械を使います。果物をつくっている農家では、よく使われる器具で、学校にもあるかもしれません。

〈糖度の測り方〉

①清涼飲料水をスポイトで採り、糖度計につける。

②ふたを閉じる。

③明るいほうを向いて、ピントを合わせ目盛りを読む。目

盛りの数字が糖分濃度。十一と表示されていれば、十一％含まれていることを示している。

④計算をして砂糖の量を出す。三百五十ミリリットルの清涼飲料水であれば、三百五十×十一％で三十八・五グラム。つまり、三グラムのペットシュガーが約十三本分含まれていることになる。

糖度計がなければ、清涼飲料水を自分でつくってみましょう。材料は、すべてスーパーや薬局で簡単に手に入るものばかりです。

まず、十三本のペットシュガーをぬるま湯三百五十ミリリットルに溶かします。そして味見します。当然、甘すぎると感じますが、冷蔵庫で冷やすとずいぶん飲みやすくなります。これに赤、黄、緑などの食用色素を混ぜ、エッセンスで香りを加えます。最後に耳掻き三杯のクエン酸を加えれば、レモンスカッシュのような味になります。

清涼飲料水の中身は、だいたいこれと同じようなものです。

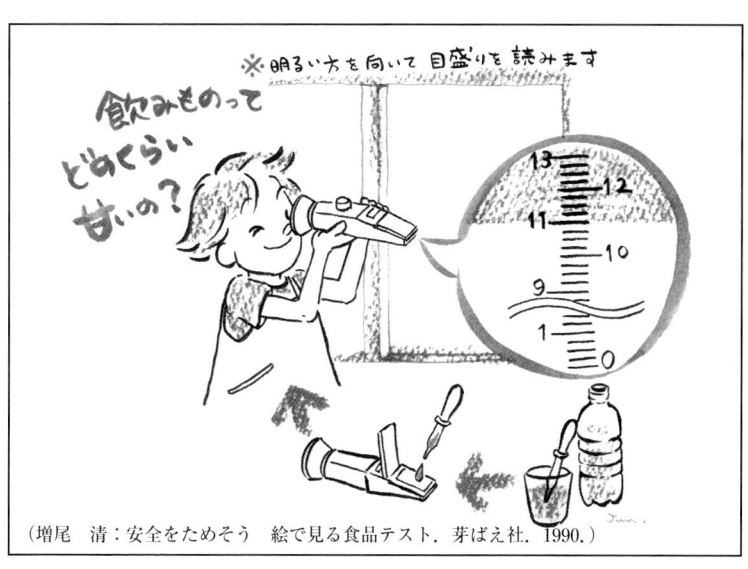

（増尾　清：安全をためそう　絵で見る食品テスト．芽ばえ社，1990.）

11．歯が折れた！

早期処置で復元も可能

転んだりして歯が脱臼することがあります。ぐらぐらになったり、歯ぐきの中にめり込んだり、ねじれてしまうこともあります。折れると口の中が血でいっぱいになりますから、誰でも慌ててしまいます。

こんなときには、清潔なガーゼかハンカチで傷口を押さえて血を止め、早急に歯科医院で診察を受けてください。歯を元の位置に戻し、周囲の歯を利用して固定します。一～二カ月で落ち着くので、そのあと、固定を外します。

外傷を受けた歯を、大丈夫だと思ってそのままにしておくと、だんだん歯の色が変わってくることがあります。それは歯の中の神経が切断され、その出血が原因で変色しているのです。歯にひびが入ったり、歯の周りの骨にまで傷が及んでいる場合もあるので、歯科医院での診察が必要なのです。

外傷で歯が抜けてしまった場合も、元どおりに植え込むことができる場合もあります。まず、一刻も早く歯科医院で処置を受けること。抜けてから三十分以内であれば、成功率が高いといわれています。

抜けた歯は、泥などで汚れていれば、軽く水で洗って、乾燥させないよう、清潔な牛乳に浸して歯科医院へ持っていきましょう。間に合わない場合は、水を含ませたティッシュペーパーに包んで運びます。

決してガーゼやティッシュペーパーなどで、こすったり、傷つけたりしないこと。歯の根の周りには、「歯根膜」という歯と骨を連結している組織があり、その組織をできるだけ残しておいたほうが後々の結果がよいからです。

歯の一部が欠けたり、折れたりすることもあります。この場合もすぐ歯科医院へ行ってください。このとき、折れた歯の破片が見つかれば持っていきましょう。折れたところの状態が推定できるので、歯を残せるか、抜かなければならないのかを判断しやすくなります。

歯の脱臼は、学齢期の前歯が多いようです。最近は特にその傾向が多くなったように感じます。転んだとき、手をついて顔をかばえない子どもが増えているのでしょうか。気になるところです。

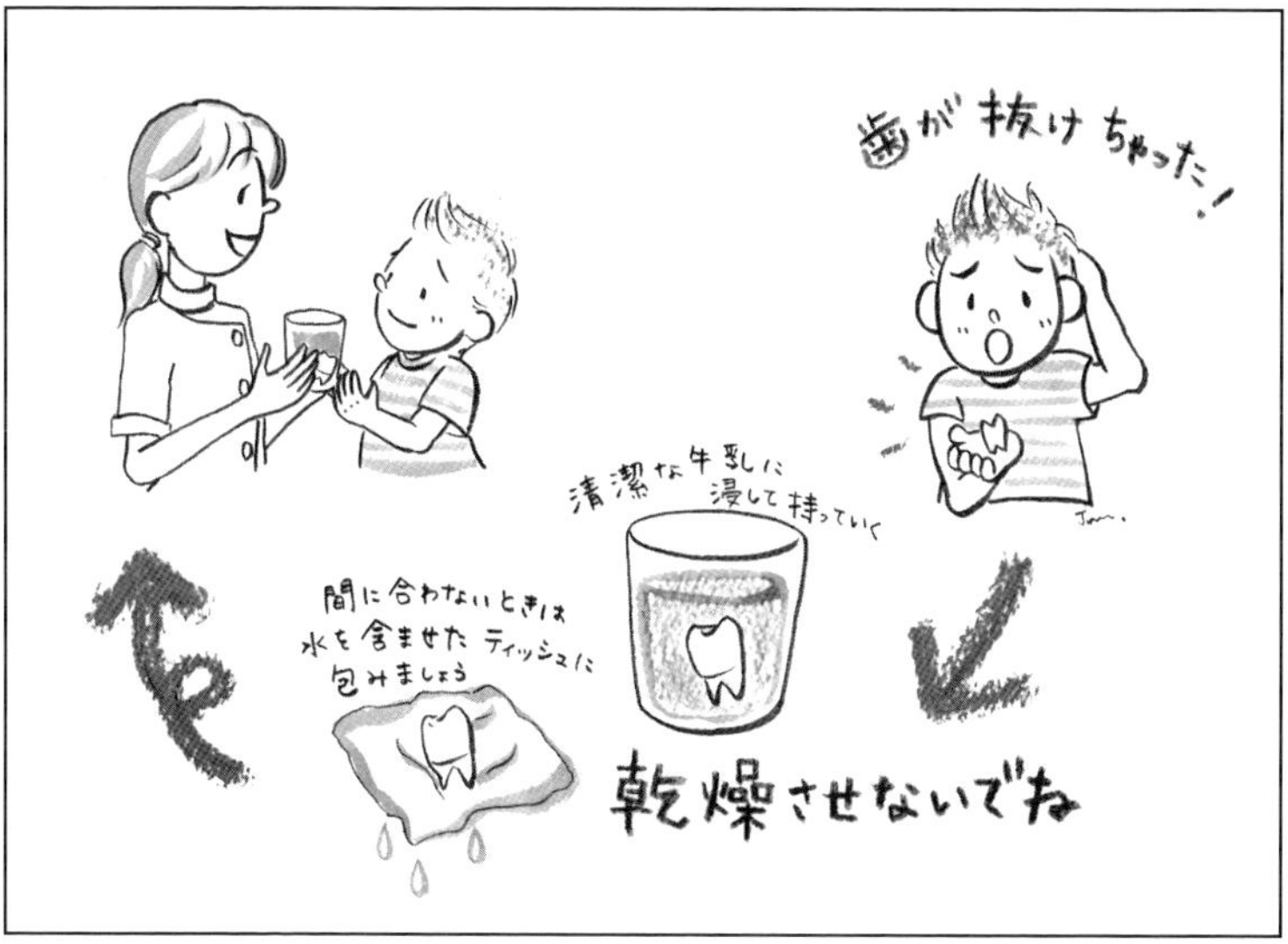
歯が抜けちゃった！
清潔な牛乳に浸して持っていく
間に合わないときは水を含ませたティッシュに包みましょう
乾燥させないでね

12. お口は閉じて

乾燥していると頑固な汚れに

風邪や鼻炎などが口の疾患にも影響することについての情報をお伝えしたいと思います。

鼻で呼吸ができなくなると自然に口が開き、歯やプラーク、舌が常に乾燥した状態になってしまいます。すると歯についたプラークは歯の表面で乾燥して、こびりつき、それが虫歯や歯ぐきが腫れる歯肉炎、口臭の原因となるのです。また、歯ぐきが長時間、外気にさらされることで歯肉炎になるほか、唇の乾燥でひびわれて出血し、上唇の緊張がなくなることで上顎前突、いわゆる「出っ歯」の原因にもなります。

アレルギー性鼻炎やアデノイドなどの長期にわたる鼻づまりは、口のトラブルを防ぐためにも耳鼻科での早期治療が必要です。

次に、鼻で呼吸ができるのに口で呼吸するのが癖になっている子どもさんについて。原因として考えられるのは、▽小さいころから口を閉じることをしつけられなかった、▽唇の力が弱い、▽舌の使い方に癖がある、▽外で元気よく遊んでいない、▽姿勢が悪い——などです。

唇を鍛えるには、まず食品をしっかりと噛（か）んで食べること。特に、前歯で噛み切る必要のある大きい食品を毎日食べると有効です。

力強いブクブクうがいも唇を鍛えます。外で元気よく飛んだり跳ねたり運動すると、奥歯や唇に力が加わり、口が鍛えられます。

テレビやファミコンに長時間向かっている子どもさんは、要注意。猫背で顔を上げた状態が長く続くと口が開き、これが習慣化してしまいます。

鼻呼吸の訓練にはハミングが有効です。矯正治療をしている歯科医院では、やっかいな舌の癖を直す指導や唇の力をつけるトレーニングも行っています。気になるお母さんは相談してみては？

口呼吸になる原因はわかっていても、習慣を変えるのは大変。毎日の生活を振り返り、悪い癖がつく前に正すことが大切です。

本格的な花粉症の季節には、鼻炎や鼻づまりで口呼吸になれば、とりあえず、「濡れマスク」をお勧めします。夜の睡眠も楽になります。

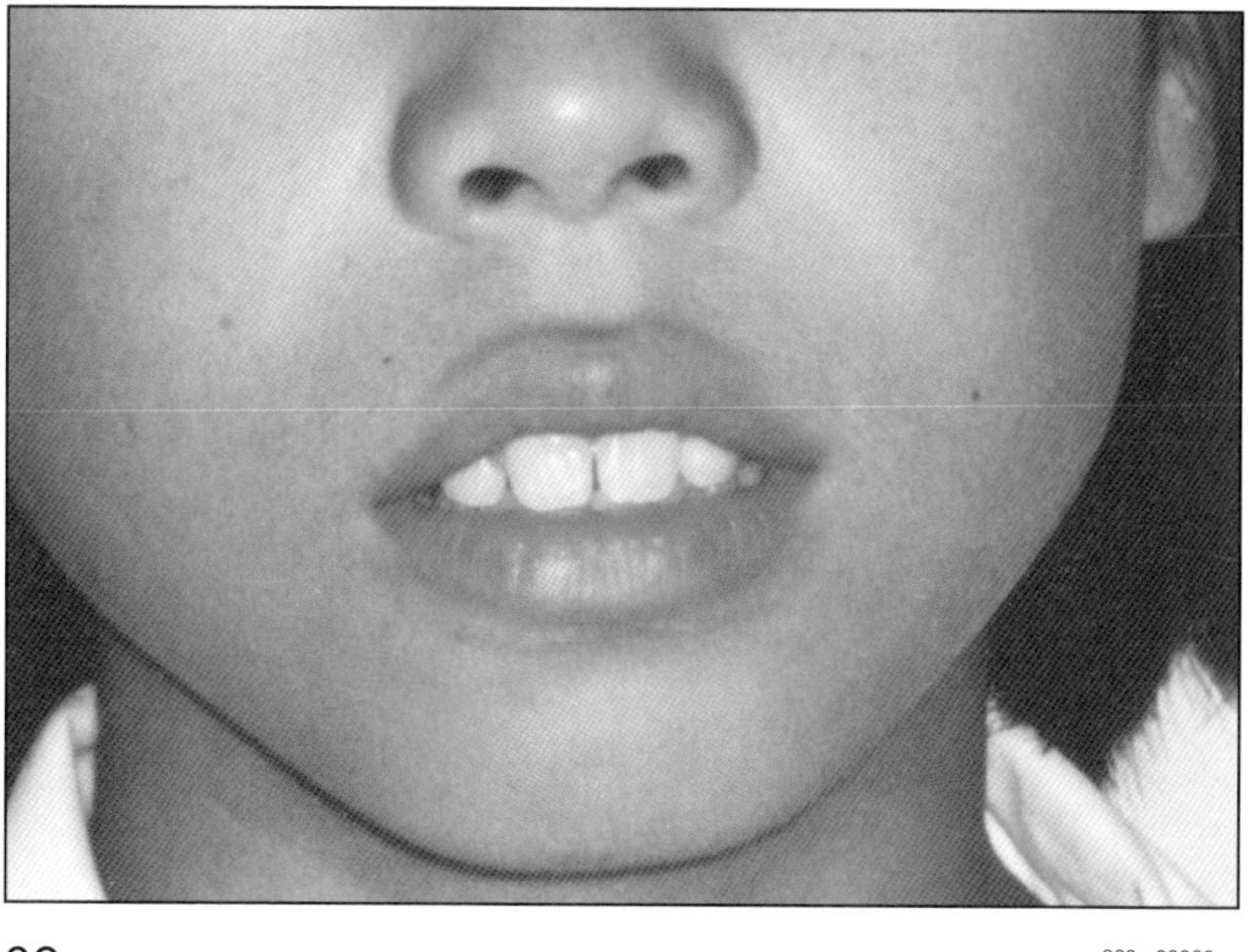

263-00303

④ 入れ歯・高齢者・介護

1．抜いた分の歯を補う

ぐらつく前に早期対応

「虫歯を抜いたあとをそのままにしておくと、歯全体の噛み合わせが悪くなるといわれましたが本当ですか」という質問がありました。

答えはイエス。抜いても噛み合わせにほとんど影響しない場合もありますが、抜いたままにしておくと歯が動いてしまいます。抜いた前後の歯はつっかえがないので後ろの歯は前へ、前の歯は後ろへと倒れます。また、下の歯を抜くと上の歯は下へ、上の歯を抜くと下の歯が上へ伸びてしまいます。

このように、徐々に口全体の噛み合わせのバランスが崩れていくのです。こうなると、入れ歯を入れようとしても入らないことがあります。矯正して歯を元の位置に戻してからでないと入れ歯が入れられないなど、厄介なことにもなります。ですから、一本抜いたら一本、二本抜いたら二本と、早めに補うことが必要です。

歯を補うには二つの方法があります。ブリッジ（取りつけ式）という失った歯の両側の残った歯を土台とし、接着剤でガッチリと固定する方法と、部分入れ歯（取り外し式）で、残った歯にバネを掛けて人工歯を入れる方法です。

ブリッジは前後の歯を削ってつくりますから、あとで取り外し式に変えることはできませんが、取り外し式を入れて、あとでブリッジにすることは可能です。どちらも長所と短所がありますから、歯科医院でしっかり相談してから対応を決めましょう。

①ブリッジの長所。安定感があり、噛む力を発揮しやすい。感覚的に自分の歯と変わらない。外れない。

②部分入れ歯の長所。清掃がしやすい。残った歯を削らなくてもよい。残った歯にかかる負担が比較的少ない。

ブリッジであれ、部分入れ歯であれ、残っている自分の歯が健康でないと安定しませんから、ブラッシングなど日々の手入れが大切です。ブリッジでしたら、人工歯の下や土台となった歯の内側を歯間ブラシで磨く。部分入れ歯なら、バネをかけてある歯に汚れがたまりやすいので、入れ歯を外してしっかりとブラッシングしましょう。

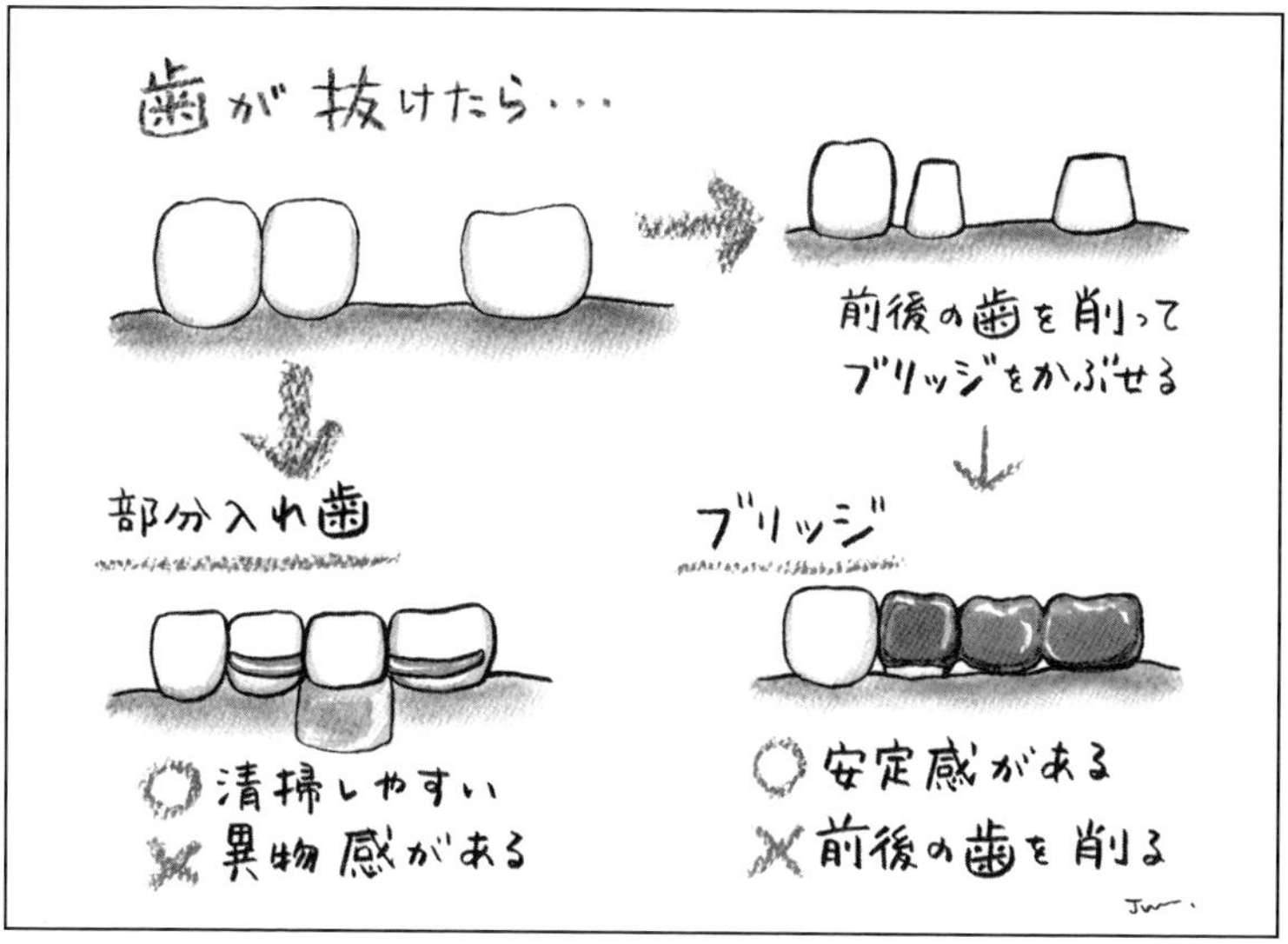

2. 部分入れ歯の手入れ

水と入れ歯用ブラシで毎日洗う

一口に部分入れ歯といっても、いろいろな形態があります。抜けた一本の歯の代わりもあれば、自分の歯が一本になった方が使うのも部分入れ歯です。

はじめて入れ歯を使う多くの方は、違和感を感じたり話しづらかったりしますが、徐々に慣れてきます。精神的ショックを受ける方もいますが、それは時間が解決してくれるようです。ただし、食事をして痛む場合は、歯科医院で調整してもらいましょう。一回で調整できることもありますが、数回かかることもあります。

部分入れ歯は、残っている歯にバネを掛けて入れ歯を安定させていますので、基礎になる歯がとても大切です。虫歯や歯槽膿漏にしないよう、毎日十分な手入れをし、汚れをためない努力が必要です。入れ歯を外して小さめの歯ブラシで歯を一本ずつ、歯と歯ぐきの境目をていねいにしっかり時間をかけて磨いてください。

入れ歯の清掃も欠かせません。入れ歯にはヌルヌルしたプラークがつきますので、入れ歯用ブラシで磨きます。特に金属のバネの部分、裏側、歯と歯ぐきの境にプラークがたまりやすいので、気をつけましょう。茶渋、たばこのヤニやにおいが気になる方は、入れ歯洗浄剤を使ってください。

「いつ磨くのがよいのか」という質問が多いのですが、理想は食器と同じように、使ったら洗うこと。できないとおっしゃる方は夜だけでもしっかり洗ってください。ただし、研磨剤の入った歯磨剤でゴシゴシ磨くと、プラスチック部分がすり減ってしまいます。水とブラシだけで洗いましょう。熱湯に入れて消毒すると、変形の原因になります。乾燥も変形の原因になりますから、外したときには必ず水につけておきます。

緩んだバネを自分で調整したり、外れた歯や割れた部分をご自分で直すのはやめてください。必ず歯科医院へ行きましょう。

入れ歯が合わなくなった場合は、残っている自分の歯に悪影響を及ぼすことがあります。安定剤などは使わず、早めに歯科医院で相談しましょう。

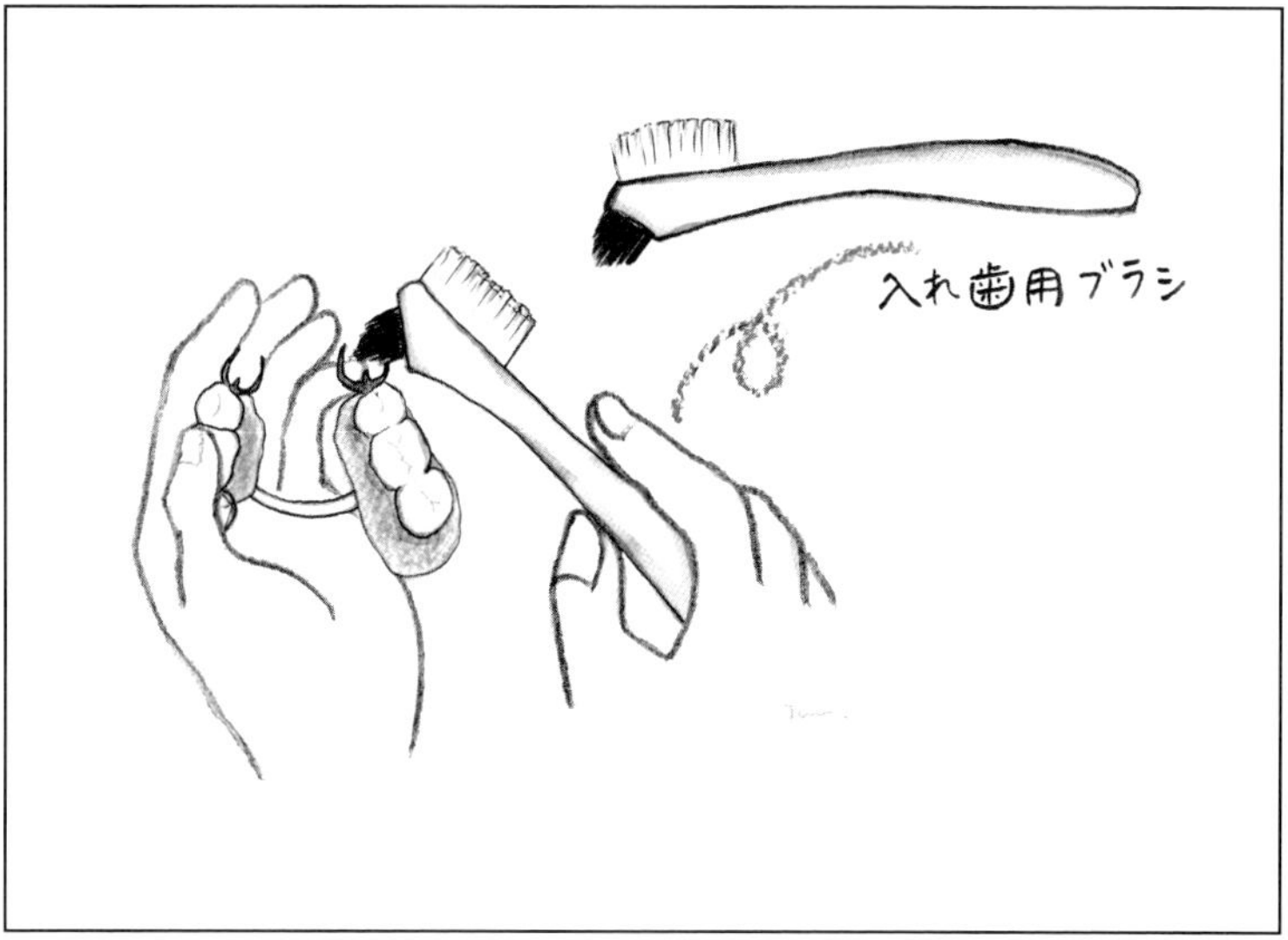

3. インプラント治療

しっかりと美しく固定

「歯を抜いたのですが、歯科医院でインプラントを勧められました。はじめて聞く治療法なので迷っています」というご相談がありました。インプラントとは、人工歯根のことで、歯がなくなったところの骨に人工の歯の根を埋め込む手術をし、その上に歯をセットする治療法のことです。

歯が一～二本抜けた場合は、ブリッジを入れる方法で歯を補うのが一般的ですが、この方法だと、歯を固定するために両側にある健康な歯を削らなければなりません。しかし、インプラントなら、自分の歯を削ることもなく、歯をしっかりときれいに固定し、補うことができます。また、総入れ歯をボタンのように固定できるので安定がよくなります。

日本では二十年ほど前に「乳歯、永久歯に次ぐ第三の歯」というキャッチコピーで話題になりましたが、当時は期待したほどの実績は上がらなかったようです。高純度の酸化チタンが骨とよくつくことを利用してよい製品がつくられるようになってからは、治療件数がぐんと伸びています。

インプラントは、上手な歯科医師にかかれば、入れ歯より長期間安定して使用でき、感覚も外見も勝るものです。

しかし、顎骨の状態や全身疾患などにより、使えない方もいます。治療にも、時間と費用がかかり（保険は効きません。一本数十万円）、外科的手術が必要という欠点もあります。毎日のていねいなブラッシングや、こまめな定期検診も当然必要です。また、入れ歯と違って具合が悪いときに外すというわけにはいきません。トラブルを避けるためにも、処置前に十分、歯科医師と話し合うことが大切です。

さて、「よいインプラント治療を受ける」ということはどういうことなのでしょうか。以下は医療ジャーナリストの秋元秀俊さんのアドバイス。

「インプラントでよい結果がえられるかどうかは、どんなインプラントを使うかではなく、誰が処置するかによる。それにより結果は天国と地獄ほど違う。……悪くなった歯を治療するのではなく、悪くならないための治療をする歯科医師の勧めなら、インプラントも本ものだろう」

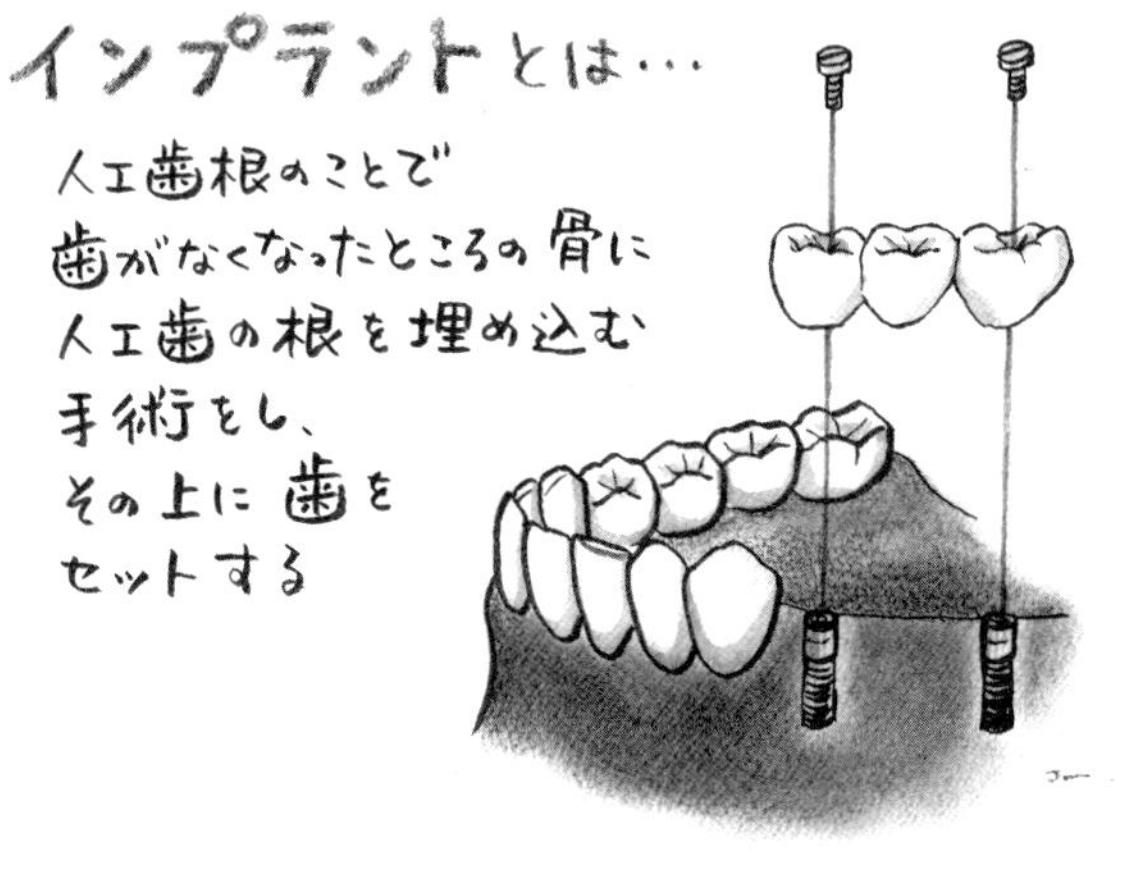
インプラントとは…
人工歯根のことで
歯がなくなったところの骨に
人工歯の根を埋め込む
手術をし、
その上に歯を
セットする

（保母須弥也　他：オッセオインテグレーテッドインプラントとその咬合．クインテッセンス出版．1988．改変）

263－00303

4. 総入れ歯に慣れる

本を読んだり歌を歌うのも効果的

歯をすべてなくした方が使う入れ歯を「総入れ歯」とよびます。大きな取り外し式の入れ歯と同様、はじめて使うときはさまざまな症状が起きます。たとえば、唾液の調子が変わる、歯ぐきが締めつけられるような感じがする、話しづらい、熱や味覚に対して鈍感になる、口の中が気になり、イライラするなどです。

こんなとき、まずはとにかく一日我慢して入れておいてください。痛くなければ、あと二～三日頑張ってみましょう。ずいぶん慣れてきます。ただし、痛みがあるときは、歯科医院で根気よく調整を受けてください。調整に行くときは、多少苦痛ですが、一日前から入れ歯を使って、当たって痛いところがわかるようにしておく必要があります。

義歯は義足、義手と同様に使いこなすには練習が必要です。たとえば……。

食事の練習は、最初は軟らかく小さめに切ったものから始めましょう。赤ちゃんの離乳食と同じです。スープ、豆腐、軟らかいご飯、マグロの刺し身、大根やカブの煮物。キュウリなどはみじん切りや極薄に切ると食べづらくても、隠し包丁を入れたジャバラ切りが食べやすかったりしますので、食品によって工夫が必要です。

また、前歯で噛むと安定が悪くなりますから、左右の奥歯で均等に噛むようにします。唇が開くと、飲み込みにくくなるので気をつけましょう。

慣れるには一カ月、違和感なく食べるには三カ月ほどかかります。痛みを感じる場合は、遠慮なく歯科医院に相談しましょう。

また、会話の練習も有効です。発音しづらいのは「さしすせそ、たちつてと」。大きな声でこの発音から始めましょう。新聞や本を読んだり好きな歌を歌うのも、早く慣れるのによい方法です。

頑張ろうと思っても、ついイヤになったりします。そんなときは、鏡の前で自分の表情を見ながら練習することをお勧めします。入れ歯を外した顔と見比べてください。入れ歯が入った若々しい顔と素敵な白い歯の見える口元が、あなたを励ましてくれるはずです。

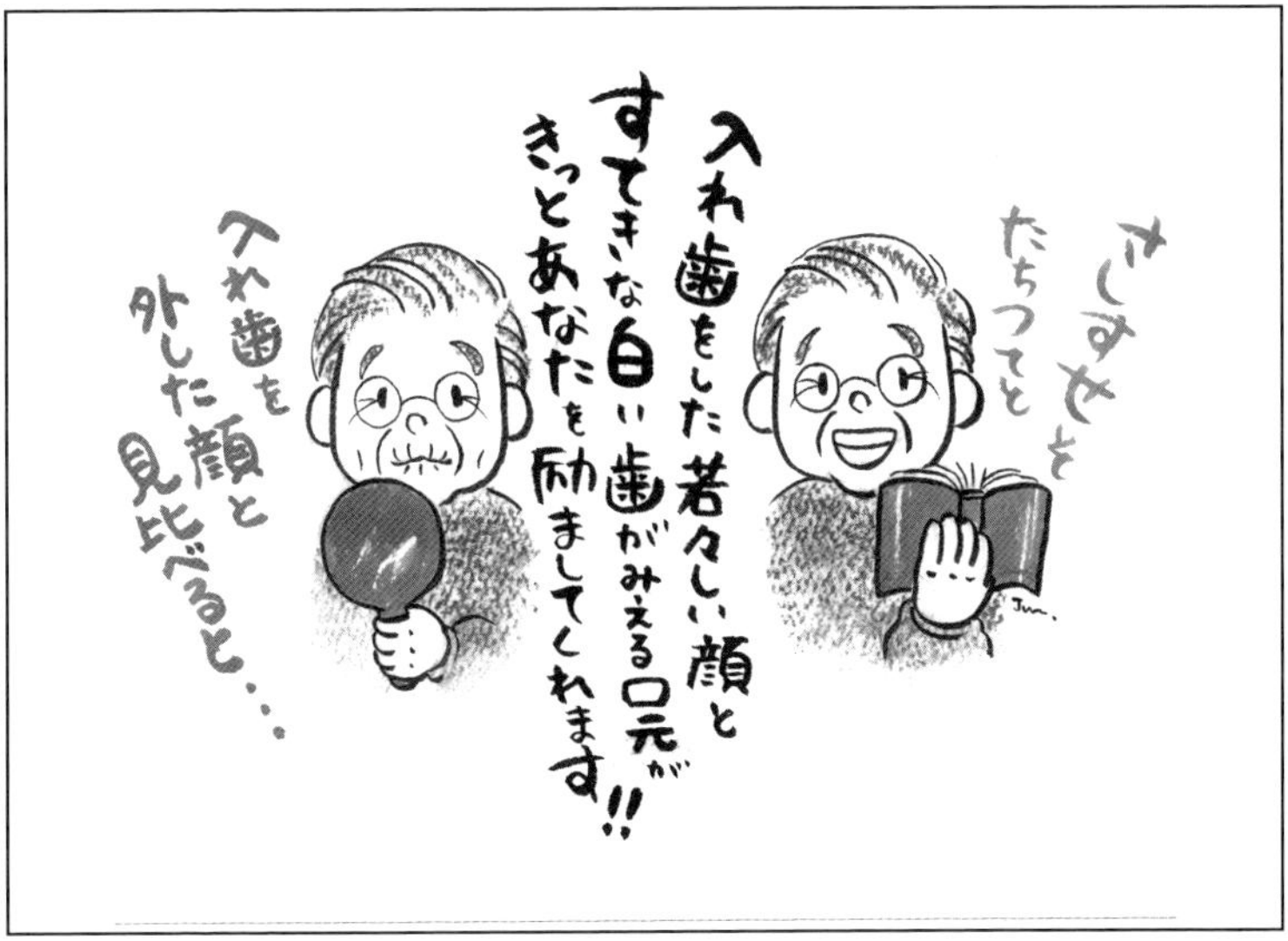
さしすせそ
たちつてと
入れ歯をした若々しい顔と
すてきな白い歯がみえる口元が
きっとあなたを励ましてくれます!!
入れ歯を
外した顔と
見比べると…
Jun.

263－00303

5. 入れ歯ライフ

清潔にしておしゃれに

総入れ歯に関してよく聞かれる質問にお答えします。

Q　最近、入れ歯が緩んできたので入れ歯安定剤を使っていますが、問題はないのでしょうか？

A　入れ歯安定剤の長期の使用は、顎堤（土手）の変形や噛み合わせの位置ずれの原因になるので、あくまで一時しのぎとして使い、歯科医院で修正しましょう。「リライニング」という裏打ちする方法があります。体重が三キロ減ると入れ歯が緩みます。介護者の方は気を配ってあげてください。

Q　入れ歯はいつ洗うとよいのでしょうか？

A　食器と同様に毎食後洗うのが理想です。無理でしたら、夜だけでもしっかり入れ歯専用ブラシで洗ってください。

口の中を清潔に保つためにも、一般には夜は入れ歯を外してきれいに洗って水につけておきます（噛み合わせをくずさないよう入れたまま寝るように指示されることもあります）。

入れ歯を外したあとは、歯ぐきを軟らかい歯ブラシでマッサージし、しっかりうがいをすれば、歯ぐきの若々しさが保てます。外出前にエチケットとして洗っておくと安心です。自分では気づきませんが、ネギなどが歯についている方をときどき見かけます。

Q　においが気になりますが？

A　においを防ぐには、こまめに洗うのが一番。ただし、研磨剤が入った歯磨剤の使用は、入れ歯がすり減るので控えましょう。入れ歯洗浄剤を使うのが理想です。

Q　外すと寝づらいのですが？

A　寝る前に入れ歯と口の中をきれいにすれば、気持よく、そのまま入れて寝ても大丈夫です。

Q　最近、たびたび入れ歯を置き忘れます。

A　入れ歯に名前や電話番号を入れる方法もあります。入れ歯は眼鏡と違い、とりあえずの代用とはいきません。スペアをつくっておく手もありますが、日常的に二つを使ってはいけません。あくまで緊急用です。

Q　外した入れ歯に家族が嫌な顔をします。

A　中が見えない入れ歯専用容器があります。焼きもののふたつき容器の利用もおしゃれです。

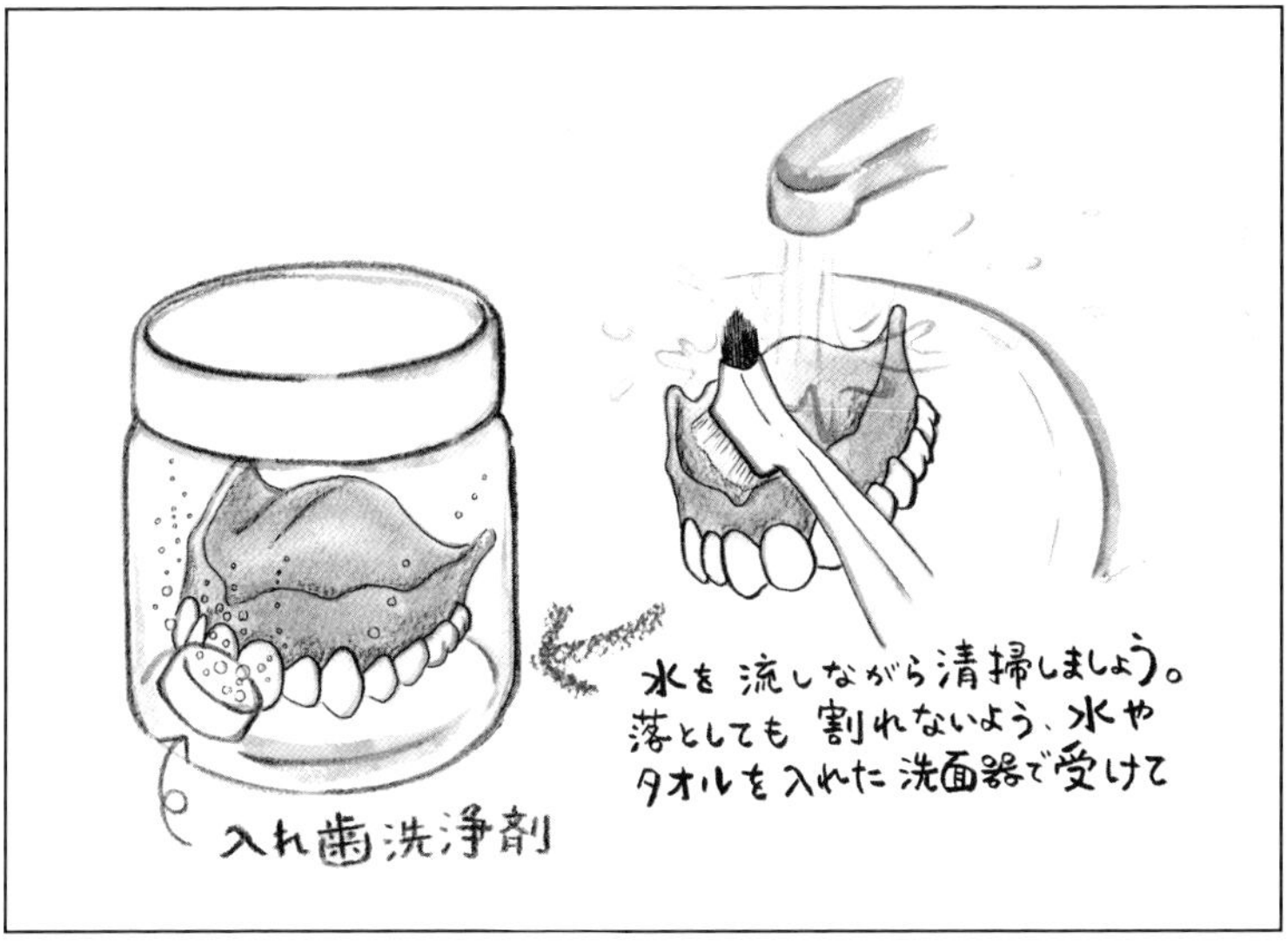
水を流しながら清掃しましょう。
落としても割れないよう、水やタオルを入れた洗面器で受けて
入れ歯洗浄剤

6. ブラッシングの便利グッズ

確実にプラークを取り除くことが大切

「素朴な質問で恐縮ですが、歯を磨くってどういうことですか。一日一回ですが、毎日ブラッシングをしているのに、訪問歯科衛生士さんに歯を磨くようにと指導されます」という質問が七十五歳のご主人を介護している方からありました。

なるほど。これは「磨いた」と「磨けた」の違いです。歯についているプラークを除去するのがブラッシングです。

歯ブラシを使ってもプラークが取れていなければ、「磨いた」つもりでも「磨けていない」ということになってしまうのです。

プラークは白くて軟らかいのり状のもので、歯と歯ぐきの境目にべったりとついています。うがいでは除去できません。プラークに歯ブラシの毛先を確実に届かせて小刻みに動かせば取れます。人の歯を磨くのは非常にむずかしく、特に見えにくい歯と歯ぐきの境目はなおさらです。

磨けたかどうかを調べる方法で一番よいのは、見えにくいプラークを赤く染め出すことですが、自分の歯なら、舌でなめてツルツルになっていればＯＫ。人の歯なら、指でこすってキュッキュキュッとなればＯＫです。

「脳梗塞（こうそく）の父を介護しています。八〇二〇（八十歳で二十本の歯）ならぬ八六二八という表彰ものの口ですが、毎日磨くのが大変で……」というご相談をいただきました。

電動歯ブラシを使うと楽に磨けます。機種によってブラシの動きが違いますし、磨き心地の好みもありますから歯科医院で相談して選ぶのがよいと思います。価格も百円から二万円と幅があります。取り換え用ブラシの価格や購入先も考慮したいですね。歯と歯の間のプラークは、歯間ブラシや糸ようじ（デンタルフロス）を使うのが便利です。また、舌の汚れは舌ブラシで手前にかき出すように除去します。

便利な口腔（こうくう）ケア用品がいろいろありますから、上手に利用したいものですが、使い慣れないものは、けがの元。介護者がまず自分で十分使いこなしてから使いましょう。

毎食後ケアするのが理想ですが、せめて一日一回はていねいに磨いてほしいものです。それもままならない方は、週に一回の訪問口腔ケアをお勧めします。ケアマネジャーさんに介護プランの中で組み込んでもらいましょう。

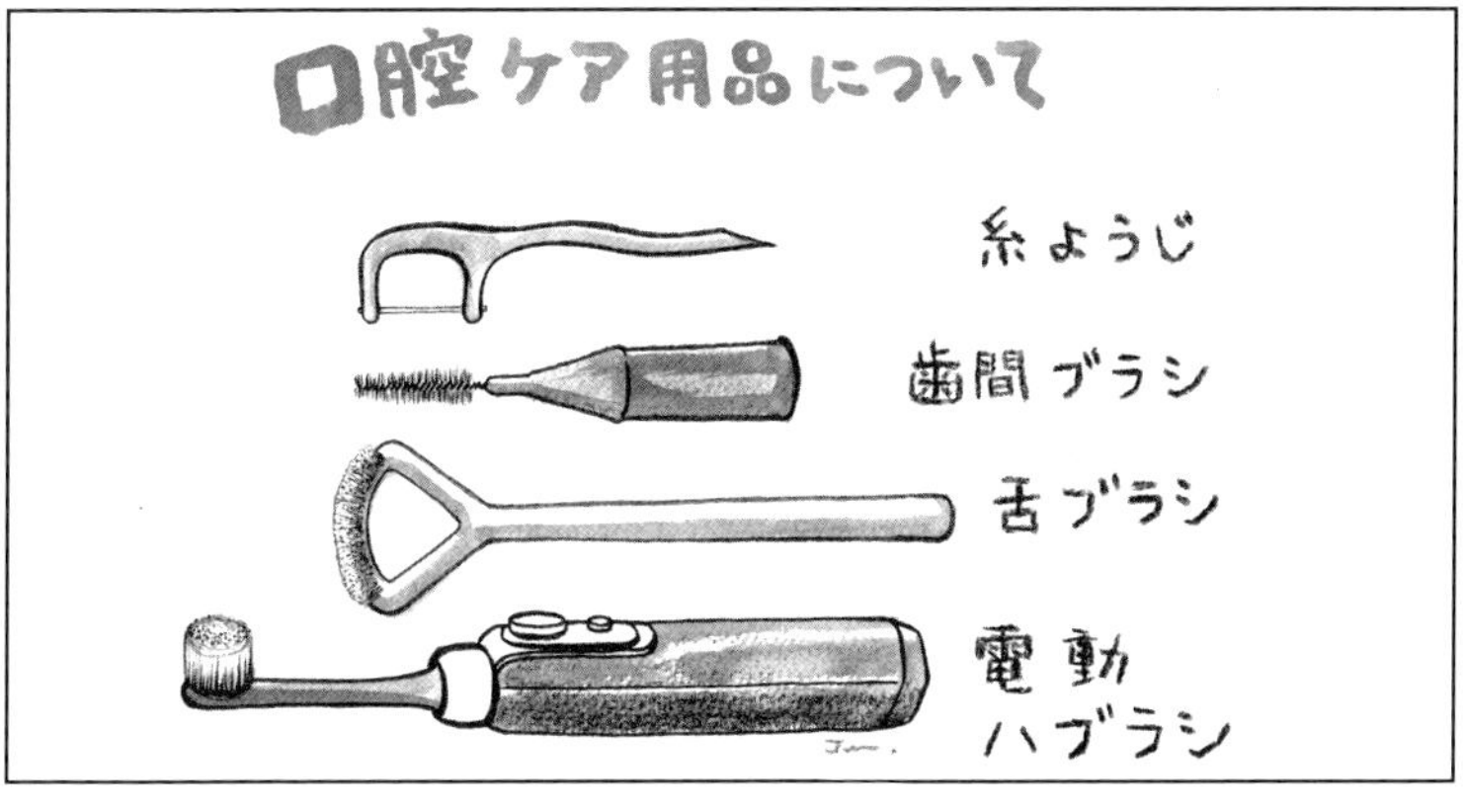

263-00303

7. 口の汚れから肺炎に

食べていなくても清潔に

「往診してくださる内科の先生から、口の汚れが肺に入って肺炎を起こすことがあるのでブラッシングをするようにと指導を受け、実践したところ、口が血まみれになり、怖くてどうしてよいのかわかりません」。鼻からチューブを入れて栄養摂取している奥さんを介護するご主人からの相談です。

長い間、歯を磨いていないと歯ぐきが腫れ、軽い刺激でも出血します。それが唾液と混ざり大出血したように見えるのです。ずいぶん驚かれたと思います。しかし、肺炎予防のためにも歯ぐきの腫れを治すためにも、ブラッシングは不可欠です。

このようなときはコップを二個用意して、一つには歯ブラシを洗う水を、もう一つには洗口剤を入れ、軟らかい小さな歯ブラシを交互に浸し、歯と歯ぐきの境目を小刻みに優しく磨いてあげてください。これを続けると出血は改善されてくるでしょう。

全身症状が原因となり、出血している場合もありますから、念のため、歯科医師の往診を受ければ安心です。歯科衛生士の訪問口腔（こうくう）衛生指導サービスも効果的です。

「訪問先で口腔（こうくう）ケアをする際、一般家庭にあるもので効率的に使える道具をつくりたいと思うのですが、どのようなものがありますか」とよくたずねられます。

まず困るのが、テーブルやベッドでのうがいの吐き出し水を受ける容器ですが、カップめんの容器、牛乳パック、イチゴのケース（二重にする）などを使います。

ベッドに寝たままうがいをする場合には、ペットボトルの横に穴を開けたものが便利。うがいができない方は、水を入れた髪染剤の空容器などで、歯と歯の間や歯ぐきとほおの境目を洗浄します。

ふつうの歯ブラシでのブラッシングがむずかしい場合は、その方にあったものを工夫してつくりましょう。歯ブラシの首をろうそくの火にあてて曲げたり、菜ばしにテープで固定し柄を長くしたり、ホースを使って握りを太くするなど……。

また、百円ショップの洗面器やストローのついたふたつき容器などは安くて便利。つめブラシも義歯用ブラシとして使えます。ただし、安価で粗悪な歯ブラシで歯を磨くことはお勧めできません。

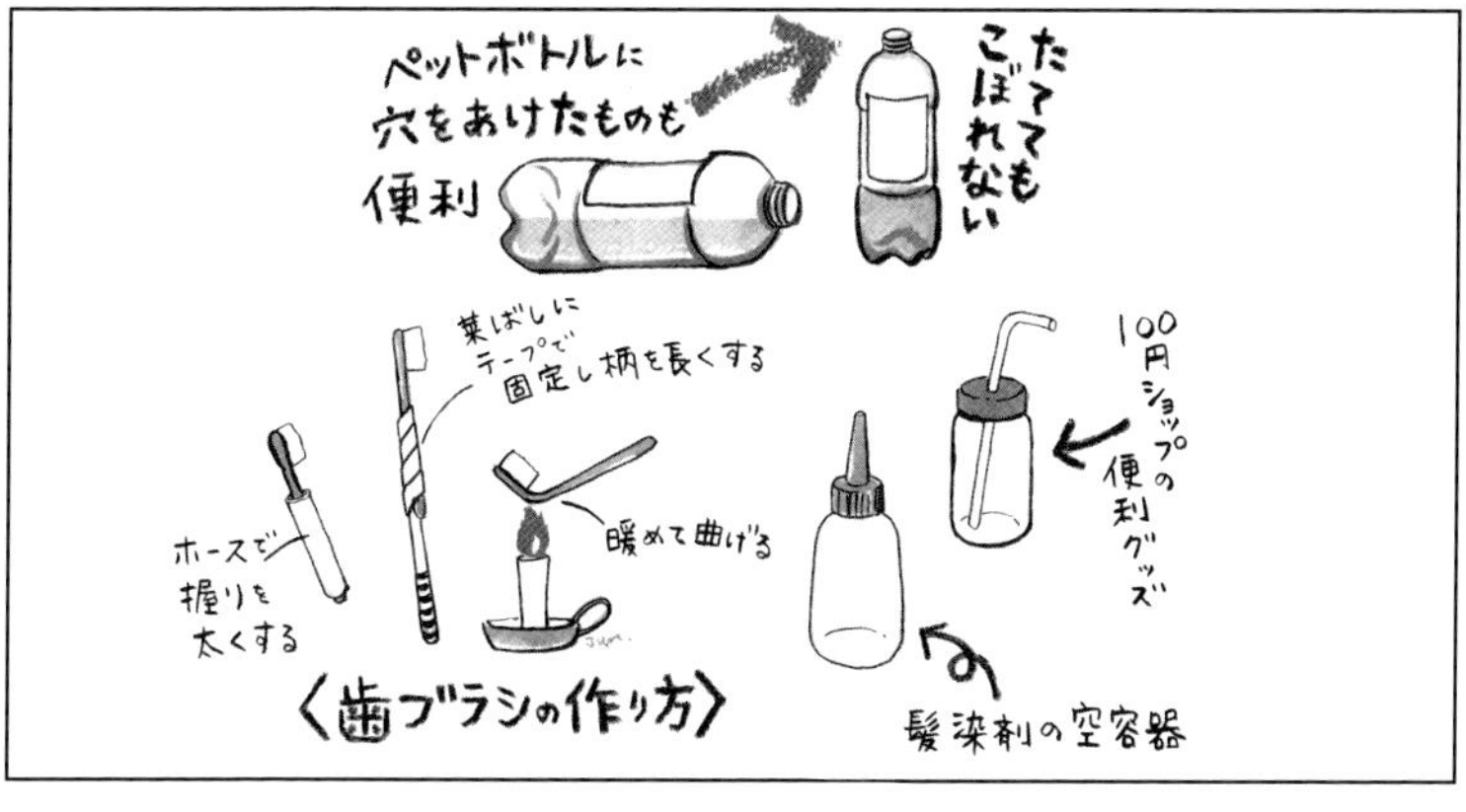

263－00303

8. 入れ歯を使いこなす

義歯安定剤は応急処置用

「往診してもらって総入れ歯をつくりました。なん度も調整していただき、特に痛いところもないのですが、食事が飲み込めません」という七十六歳の女性ご本人からの相談です。

眼鏡や補聴器は、つけた瞬間から使いこなせますが、「義」がつくもの、つまり義足や義手は、練習しなければうまくは使えません。義眼は努力しても見えるようにはなりませんが……。

入れ歯は義歯といいますので、やはりコツをマスターしなければ使えません。噛めるけれども飲み込めないのは、食べるときに上下の唇が閉じていない場合が多いようです。その点を意識して食べてみるようにしましょう。

前歯を使って噛み切ると入れ歯が外れやすいので、食べものは一口サイズに。左右の奥歯で均等に噛み、唇をしっかり閉じて少しうつむき加減でゴックンしてみてください。最初は、豆腐や大根の煮ものから練習してみましょう。ただし、小さく刻んだものは食べにくいと思いますので避けること。

また、話づらくなりますから、ゆっくり発声の練習もしましょう。「さ、し、す、せ、そ、た……」。

総入れ歯について、長年使った入れ歯がすり減ったり、顎が痩（や）せたために安定が悪くなり、困っているという相談もありました。

食べづらいとか、食べものがはさまって痛い、笑ったとき、入れ歯が飛び出して孫を泣かせてしまったという、笑い話のようなお便りもいただきました。

みなさん、体に悪影響があるのではと、心配しながら市販の「義歯安定剤」で対処しているようです。安定剤には、チューブタイプのものやパウダータイプのものがありますが、成分の漏出による体への影響については心配ありません。

しかし、入れ歯を定位置にしっかりと接着させないと、噛み合わせに悪い習慣がついて、新しい入れ歯をつくったときの障害となったり、顎の関節にも悪影響を及ぼし、骨の形が変わってしまうこともあるため、慎重に使う必要があります。

安定剤は、あくまで歯科医師や訪問歯科による診療が受けられるまでの応急処置と考えてください。

また、安定剤は汚れやすいため、入れ歯の内面が不潔になりやすいので気をつけましょう。

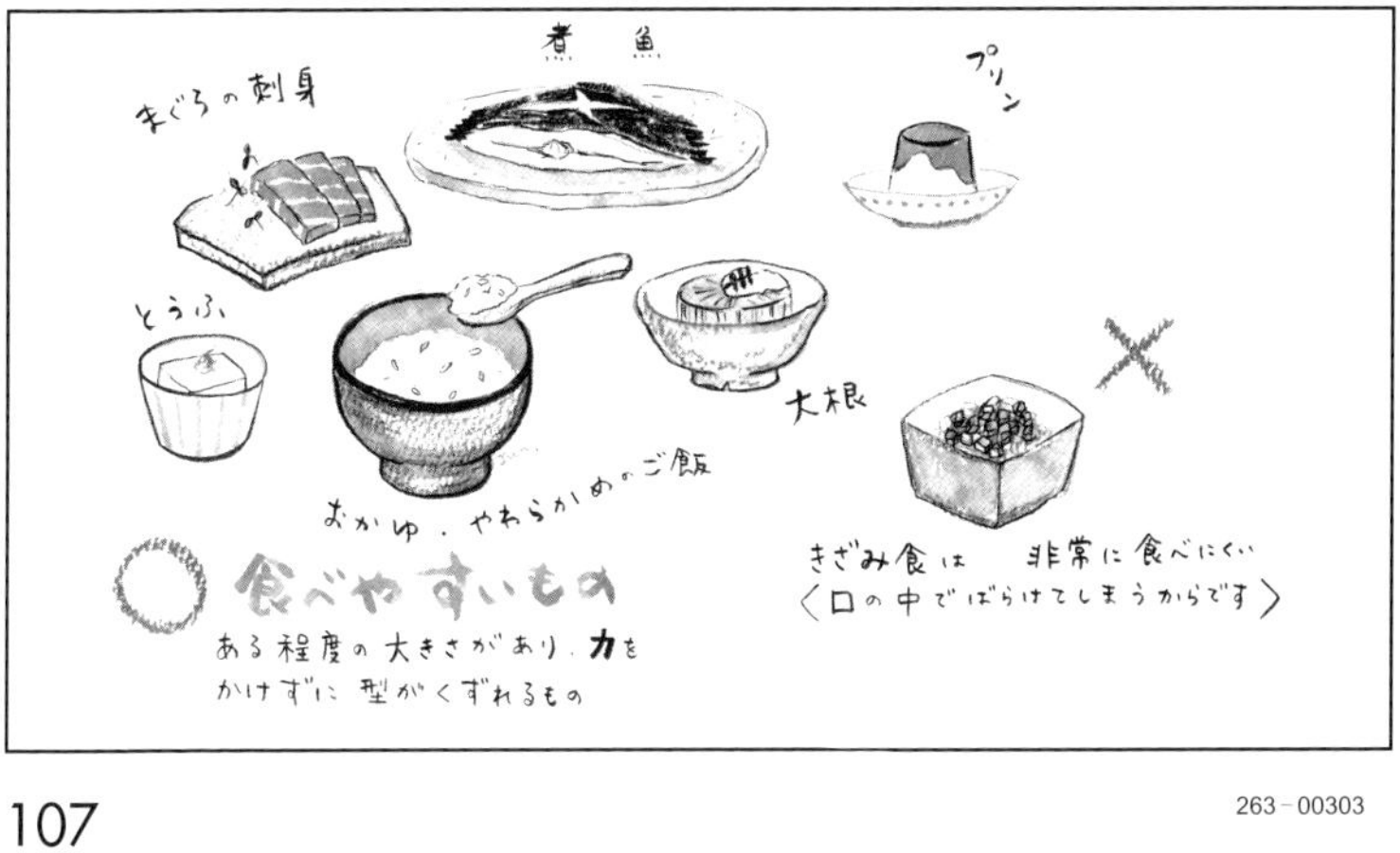

263－00303

9. お口を清潔に

口臭も消え、食事もすすむ

寝たきりのお父さん（七十六歳）を介護しているご夫妻からの相談。自分で食事はできるのですが、歯や口に原因があるらしく硬いものが食べづらそうで、最近は食事の量も減っているとのこと。入れ歯を外してブラッシングするよう促しても頑固に拒否され、口の中も見せてもらえず、困っているとのことです。

介護をしていて食事の量が減ると、とても心配です。口の中の原因に限っても、歯が痛い、歯がグラグラしている、舌が痛い、口内炎ができている、食事中に舌や唇を噛む、唾液の量が減っているなど、さまざまな要因が考えられます。

一度、かかりつけの歯科医院に往診を依頼するか、市町村のサービス（歯科衛生士の訪問指導）を受けることをお勧めします。

介護で食べてもらうことはとても重要なこと。口の中は非常に敏感で、ブラッシング一つとってもむずかしいものです。家族の言葉には耳を貸さない方でも専門家のアドバイスには意外と素直になることも。口腔（こうくう）ケアサービスを上手に利用してみては！

「五年間寝たきりの主人を介護しています。おふろは、入浴サービスとデイサービスで過三回。入浴できない日は体を拭き、おむつもこまめに替え、部屋ににおいがこもらないように換気にも気を使っています。それにもかかわらず、お正月に帰ってきた娘の家族に家の中が臭いといわれました」というファクスをいただきました。

家のにおいは、毎日、そこで生活している方にとってはなれてしまって案外気がつかないもの。それをある日「臭い」と指摘されれば、神経質になりますよね。

この方は十分な介護をなさっているようですから、においの原因は床ずれとか鼻疾患、呼吸器系疾患が考えられます。もう一つ考えられるのが口臭です。

歯槽膿漏（のうろう）ではありませんか？

ブラッシング、舌の清掃、入れ歯の手入れなどはなさっていますか？

ついつい口の中のケアは忘れがちです。ご自分でブラッシングできない場合は、介助が必要となります。

入浴と同様、口腔ケアサービスを頼むこともできます。

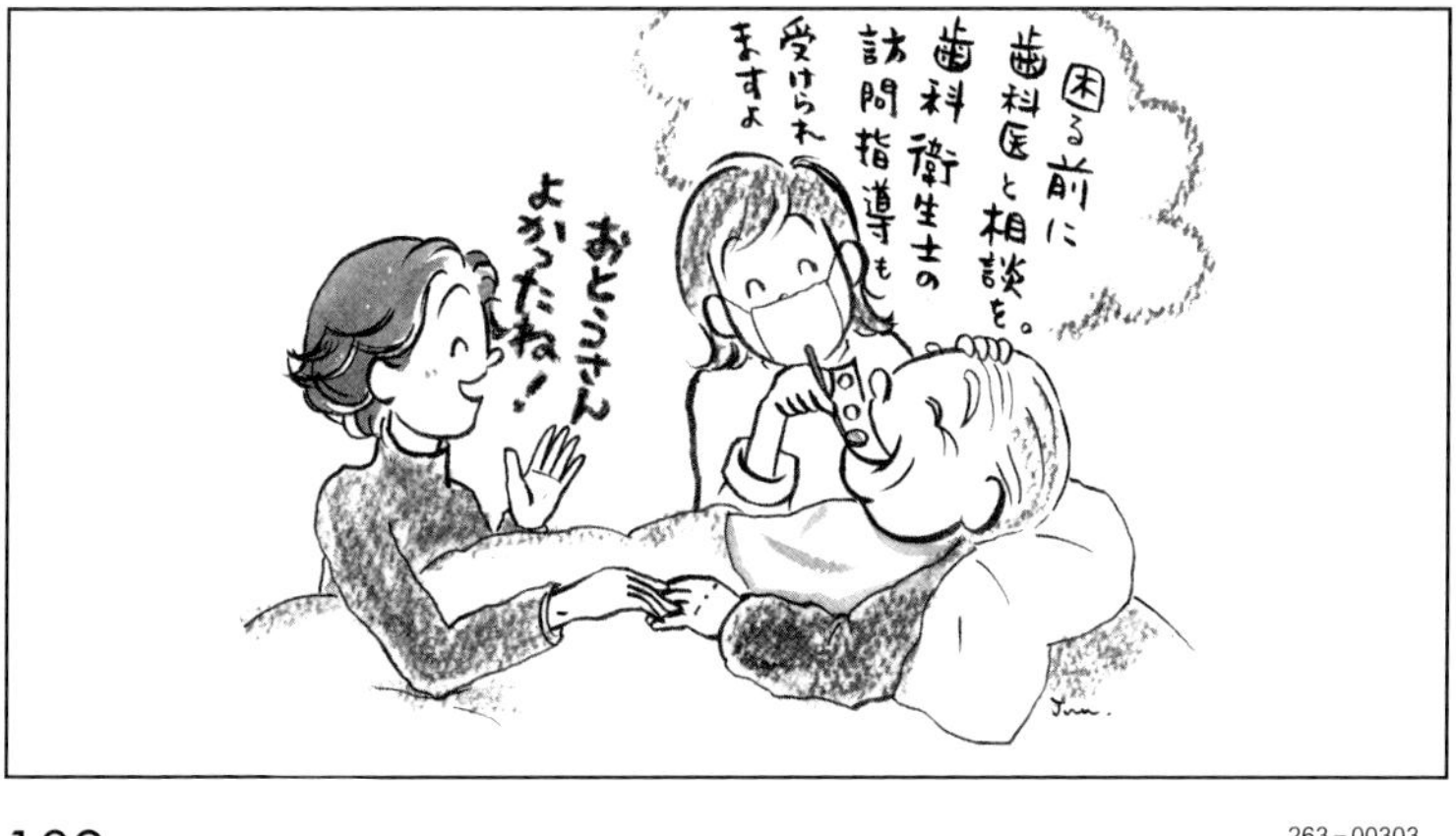
困る前に歯科医と相談を。歯科衛生士の訪問指導も受けられますよ
おとうさんよかったね！

10. 上手に食べてもらう

楽しみながら確実に

「食事介助をしているのですが、私が食べさせると他のヘルパーの倍の時間がかかり、ご本人も疲れてしまうようです」とヘルパーさんから相談されました。

実際に食事の様子を見なければ判断できないことが多いのですが、とりあえず、次のような手順で試してみてはいかがでしょうか。

▽寝間着から着替えてもらい、排せつをすませる、▽食前のブクブクうがい、歯磨剤をつけないブラッシングをする、▽顔や手を洗うか拭(ふ)くかしたのち、食堂へ移動する、▽姿勢を整え、手を合わせて「いただきます」の挨拶、▽介助者は右斜め前に座り、口に運ばれる食べものが目につきやすいようにする、▽箸(はし)を使う場合、右斜め前四十五度の角度で口に入れ、食べものは下の前歯と舌先の間に置き、上唇が下りてからゆっくり箸を抜く。スプーンは下唇に触れるようにし、上唇が下りて食べものを取り込んだら、ゆっくりと真っすぐに抜く。

ほかにも空腹度、心理面などさまざまなことが考えられるので、多面的な見方が必要です。

脳梗塞（こうそく）で八十一歳になる実父を介護されている主婦からの相談です。お父さまは最近、徐々に食欲が落ち、自分からはほとんど食べようとしなくなったそうです。主治医の点滴も拒否するため、「少しずつでも食べてくれるようにするにはどうすればよいか」ということです。

食欲は健康のバロメーター。食べなくなると心配ですね。まず原因を突き止めましょう。歯が悪くて噛めない、唾液の分泌が低下して口の中が乾く、飲み込む力が弱くなっているなどが考えられます。

改善策は、食欲をそそり、できるかぎり自分で食べられる調理法や食べ方の工夫が大事になります。

ポイントは、▽旬の食材を使い、盛りつけを考える、▽食べやすい大きさ、取りやすい工夫、▽汁気を十分に含ませた調理、▽汁ものがむせやすいなら、とろみをつける、▽自助具（介護用品）を利用する、▽本人の好物や口当たりのよいものを選ぶ、▽家族と一緒に食べられる配慮―など。

病院などの栄養士による訪問栄養指導を受けることもできます。

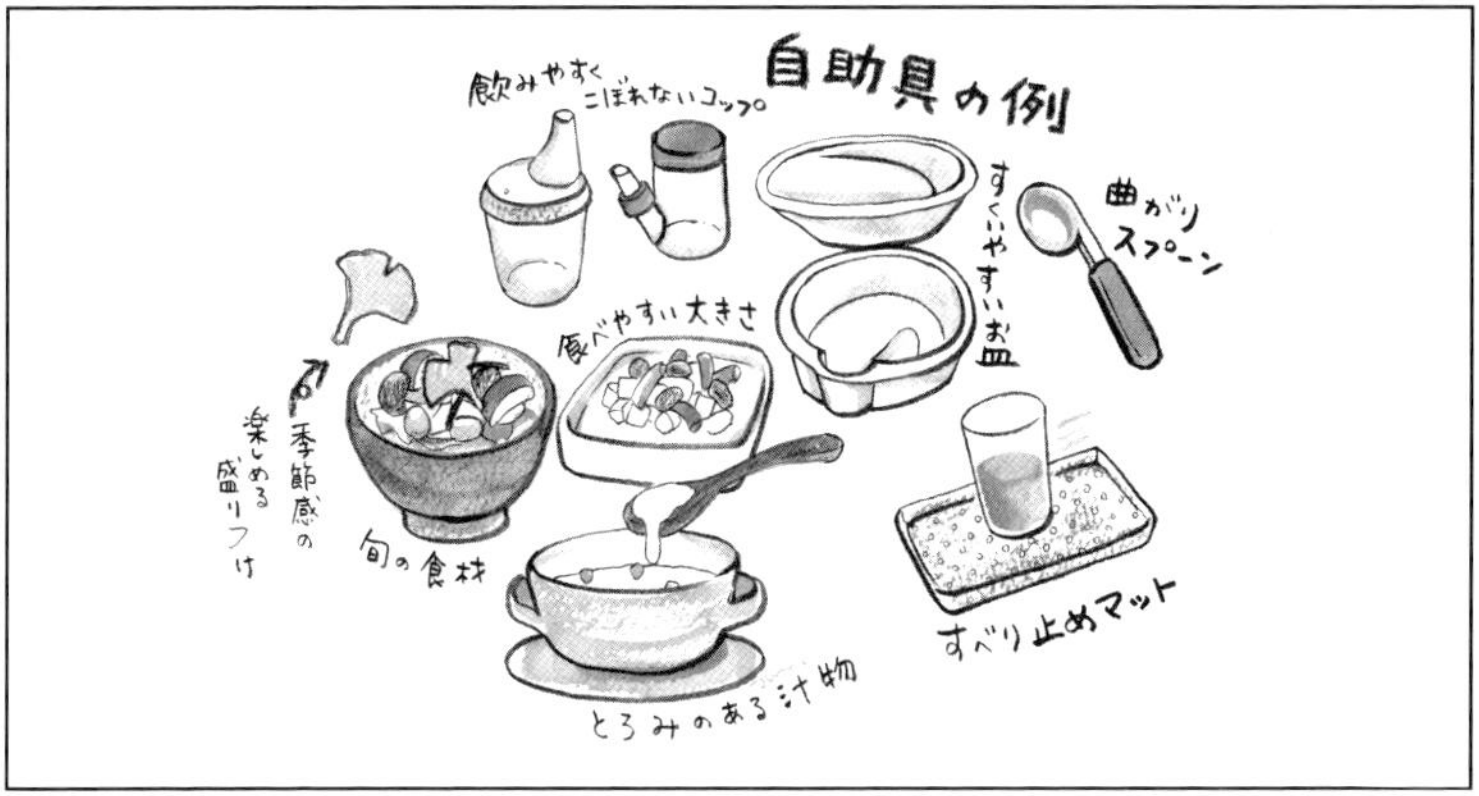
自助具の例
飲みやすくこぼれないコップ
すくいやすい皿
曲がりスプーン
食べやすい大きさ
季節感の楽しめる盛りつけ
旬の食材
すべり止めマット
とろみのある汁物

11．困った現象

味がわからない，ヨダレが止まらない

半年前に会社を辞め、家庭介護に専念しているという女性の方から質問が届きました。八十四歳になるおばあさまが、最近「食べものの味がわからない」「口の中が苦い」というようになり、あまり食べなくなったそうです。「どうすればよいのか」というおたずねです。

だれでも年齢を重ねるにつれて、味覚が鈍くなる傾向があります。舌の表面の味を感じる細胞が減少し、唾液の分泌も少なくなって口の中が乾燥するからなのです。水分を十分にとりながら食べることが一つのポイントになるのですが、味覚障害の最大の原因として注目されているのが、亜鉛（あえん）というミネラルの不足です。

亜鉛の必要量は大人で一日約十ミリグラム。これを目安にして、亜鉛を多く含む食品を摂取するよう心掛けましょう。そのほかに病気や薬の影響で味覚障害をきたすこともありますので、主治医や調剤薬局などに相談してみてください。

おいしさは味覚だけでなく、五感すべてを働かせて感じるもの。香りや盛りつけ、季節感を出す工夫などにも心を配ってみてはいかがでしょうか。

「ヨダレが止まらずに困っています」というのは、脳梗塞（こうそく）の後遺症があり、片麻痺状態の六十三歳の男性です。ヨダレが気になり、デイサービスに行くのも見合わせているそうです。

　このヨダレの原因は、唇や舌の麻痺によるものか、のどのゴックンと飲み込む反射反応の低下が原因と思われます。たぶん、言葉の障害も出ていると思いますので、言語療法士や歯科でのリハビリをお勧めしますが、とりあえず、家庭でできる訓練方法をご紹介します。

①ブクブクうがい：最初は空気を口に含んでブクブク。次に水を含んでブクブクする。徐々に、回数を増やしていく。

②舌の体操：舌をベーッと出し、上唇・下唇をなめる。次に左右の口角をなめる。

③発音練習：「パ・タ・カ・ラ」をゆっくり発音する。

　これらの訓練を食事前に行うと、ムセの予防にもなりますので、ぜひお試しください。

　なお、デイサービスは、本人の生活に張りを与え、ヨダレを減少させることにつながると思います。

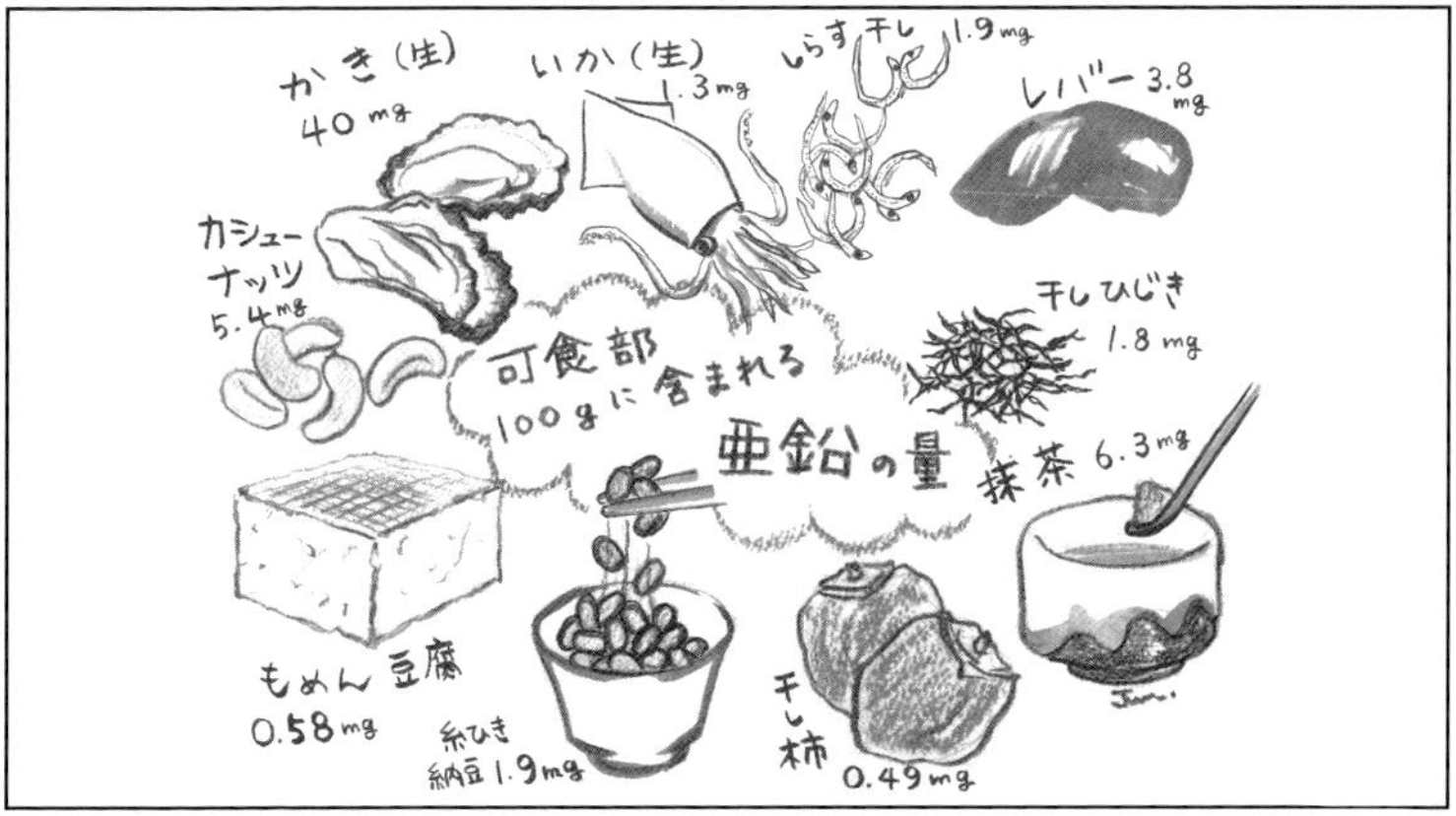

263－00303

12. 入れ歯の紛失

名前を入れることもできる

笑ってはいけないのですが、「入れ歯の紛失」に困っているという相談はしばしばあります。痴ほうの方が外出中どこかに置き忘れたとか、施設で洗濯物の中から入れ歯が出てきたこともあります。ご本人の入れ歯かどうか、シンデレラ姫の靴のように一人ひとり調べるわけにもいかず……。JRの忘れものにも時々入れ歯がありますから、無理からぬことかもしれません。しかし、入れ歯は体の一部、なくすと、さあ大変です。

対策としては、入れ歯に名前を入れることをお勧めします。歯科医院で技工士さんに名前を入れてもらうのです。名前を書き込んだ紙を埋め込む方法や、マジックのようなもので名前を書いて、その上に樹脂を塗るなどの方法があります。予約しておけば数時間でできます。

しかし、健康保険適用外なので、料金については問い合わせが必要です。

紛失の心配のある方のなかには、めがねのようにスペアを作っている人もいます。ただし、これはあくまで応急用です。普段使っている入れ歯と交互に使用するのはやめましょう。

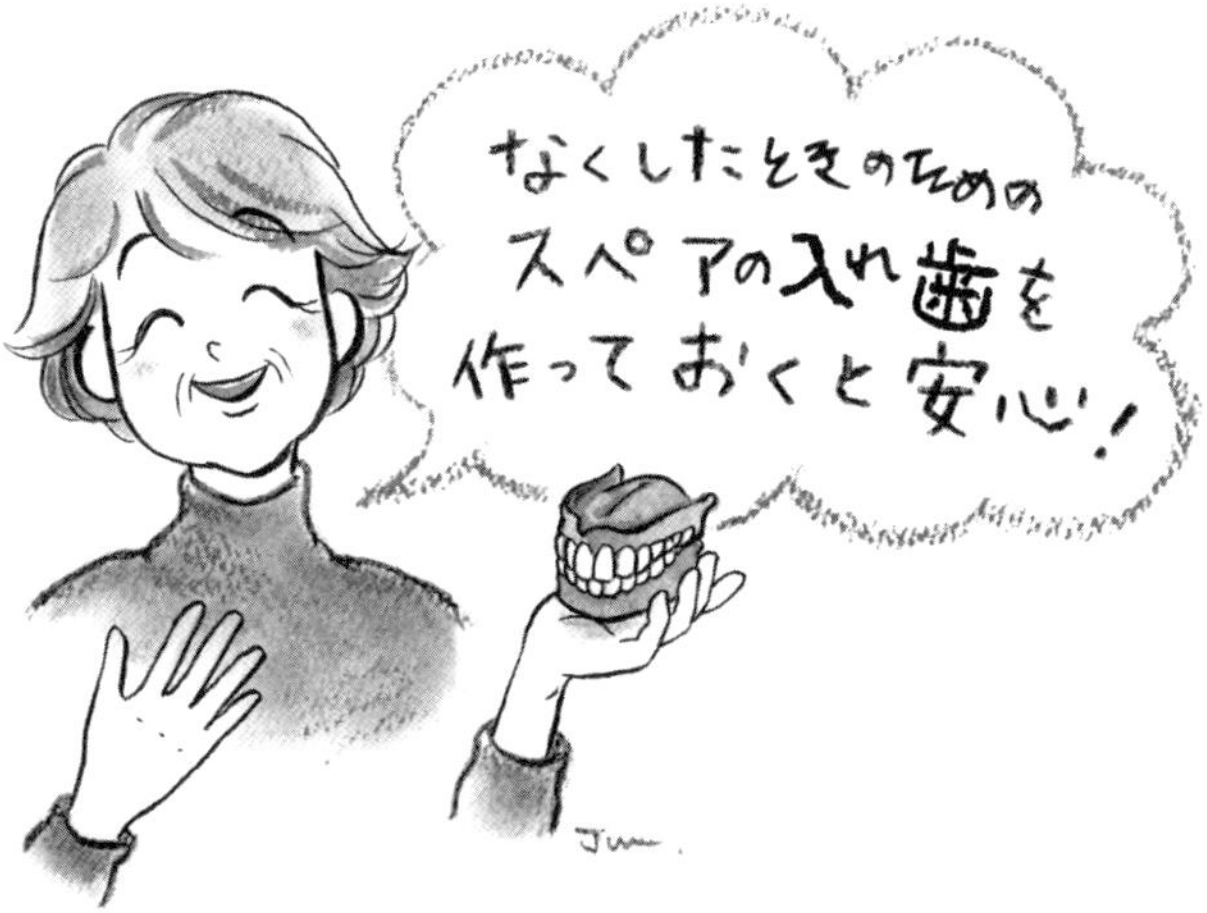
なくしたときのための
スペアの入れ歯を
作っておくと安心！

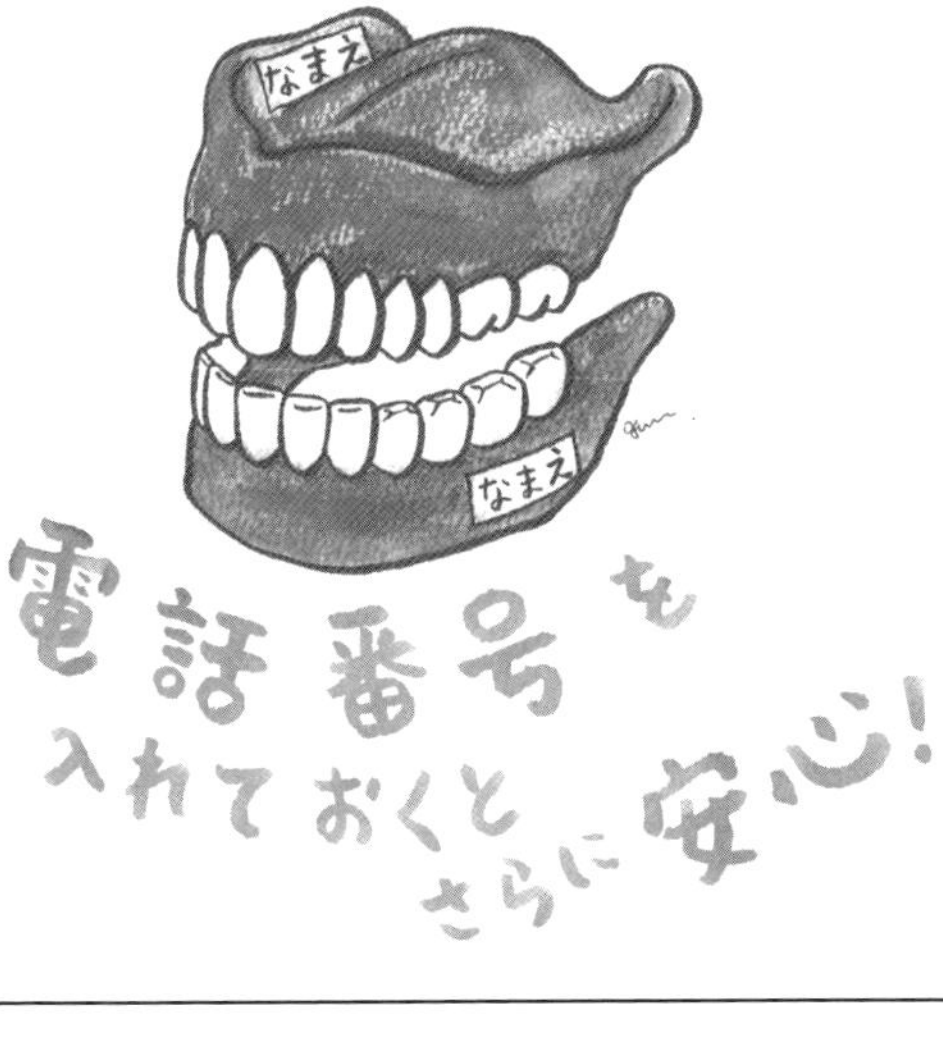
なまえ
なまえ
電話番号を
入れておくと
さらに安心！

あとがき

最後までお付き合い頂きありがとうございました。歯科衛生士として、至らない知識ではありますが、できるだけ専門用語を使わずに書いたつもりです。しかし、まだまだ書きたいことがあります。また、今後さらにお伝えしたい情報も出てきます。この本は患者さんや読者の皆さんとの対話からできあがったコラボレーションですので、今後もホームページ上で読者の皆様からのご意見を承りコミュニケーションの場としたいと思っています。(http://www.hocl.jp)

二十五年間にわたる歯科衛生士の仕事のなかで、難しいと感じたのは、体、口の健康を保つために欠かせない食生活の指導です。特に、成長発達の時期にある子どもたちの食生活指導には気を配っています。私が歯科保健指導に一〇年間通っている小学校では、四年生に血液検査が実施されていますが、なんと毎年一〇〇人中約二割の子どもになんらかの問題があります。

ブラッシングとフッ化物の使用で虫歯が予防できたとしても、土台となる体が病んでいては話になりません。飽食、そして玉石混交の健康情報が溢れている現在、食生活を営む場であった家庭が変化し、子どもの食が個食、粉食、弧食化し健康が蝕まれています。こんな時代にこそ、学校給食が果たす役割も大きいと考えています。興味のある方は、「給食のちから——完全米飯給食が子供の健康を守る——」幕内秀夫、鈴木公子、清水修著、風濤社を是非ご覧ください。

平成十七年二月

本田里恵

263－00303

参考図書

①歯や口について知っておいてほしいこと
斉藤　滋：噛めば噛むほど・一三の奇蹟。新講社、東京、一九九七。
②歯周病・虫歯・その他
片山　恒夫：歯槽膿漏・抜かずに治す。朝日新聞社、東京、一九九〇。
小西昭彦・小西かず代：オーラルフィジオセラピー。医歯薬出版、東京、二〇〇三。
熊谷　崇：『歯科』本音の治療がわかる本。法研、東京、二〇〇三。
三上　直一郎：歯肉を診る歯肉を読む。月刊デンタルハイジーンMOOK、一九九七。
宮崎　秀夫ほか：聞いてほしい口臭の悩み・答えてほしい口臭への疑問。デンタルハイジーン、一六(六)：五〇二〜五三六、一九九六。
③育児と子どもの歯と口
婦人之友社編集部編：はやねはやおき四回食―幼児の食生活と料理二三〇種―。婦人之友社、東京、一九九二。
向井　美惠：乳幼児の摂食指導―お母さんの疑問にこたえる。医歯薬出版、東京、二〇〇〇。
④入れ歯・高齢者・介護
北原　稔・白田チヨ：わかるからできるまで。実践訪問口腔ケア・上巻。下巻。高江洲義矩監修、クインテッセンス出版、東京、一九九九、二〇〇〇。
○全体として
全国歯科衛生士教育協議会編集：新歯科衛生士教本・病理学。医歯薬出版、東京、一九九五。
伊藤　公一ほか編：歯と口の健康百科・家族みんなの健康のために。医歯薬出版、東京、一九九八。
高江洲義矩編著：ライフステージからみた齲蝕のエコロジー。デンタルハイジーン別冊、一九九六。
下川公一ほか編：目で見るお口の百科・家庭の歯学。クインテッセンス出版、東京、一九九〇。

【著者略歴】
本田《ほんだ》　里恵《りえ》
1958年　香川県に生まれる
1978年　香川県歯科技術専門学校卒業
1978～1985年　香川県歯科技術専門学校教員
2003年　近畿大学豊岡短期大学幼児教育学科卒業（通信）
2006年　放送大学教養学部卒業
2011年　放送大学大学院文化科学研究科卒業
著書『介護の思想　―なぜ人は介護するのか―』共著　久美株式会社
『ナイチンゲールにおける看護思想の基礎的視座』インターアクション株式会社
現在　フリーランスの歯科衛生士として，地域歯科保健事業，訪問口腔ケア，歯科衛生士教育に従事
ホームページ
http://www.hocl.jp

【イラストレータ略歴】
牧《まき》　潤《じゅん》
1976年　愛媛県に生まれる
1998年　京都芸術短期大学専攻科卒業
愛媛県東温市在住

歯で泣く人　笑う人
―口と歯の悩みにおこたえします―　ISBN978-4-263-46402-1

2005年 2月15日　第1版第1刷発行
2017年10月20日　第1版第6刷発行

著　者　本　田　里　恵
発行者　白　石　泰　夫
発行所　医歯薬出版株式会社

〒113-8612 東京都文京区本駒込1-7-10
TEL.(03)5395-7638(編集)・7630(販売)
FAX.(03)5395-7639(編集)・7633(販売)
https://www.ishiyaku.co.jp/
郵便振替番号　00190-5-13816

乱丁，落丁の際はお取り替えいたします　印刷・教文堂／製本・榎本製本